前向き脳でエンジョイ・エイジング！

長寿の秘訣は脳の健康から

岐阜薬科大学教授
原　英彰

学文社

はじめに

あなたは今どのような生活習慣で毎日過ごしていらっしゃいますか？　また、あなたはご自身の生活習慣を日ごろ見直す機会がありますか？　私たちは皆それぞれ多種多様な生活習慣をもち、日々を過ごしています。生活習慣とは、具体的に食事、睡眠、運動、仕事、学習、そして遊びに至るまで、いくつもの要因で構成された私たちの一日が、無意識に行われるよう習慣化した状態です。その生活習慣が良いものか悪いものかについては、私たちは自身の健康状態から知り得ることができます。

日本はこれまで〝長寿国日本〟として知られ、その食文化や医療においても世界から認められてきました。しかしながら、現在の日本では、食の欧米化や生活スタイルの変化による生活習慣病患者の増加が社会問題となっています。生活習慣病といえば一般的に肥満を想像される方も多いと思いますが、これらは脳卒中や脳梗塞といった重度な脳疾患に及ぶこともあり、大変危険な状態であることをまずは理解いただきたいのです。「脳力の活性化」「ボケない脳」は誰しもが望むことですが、そのためには正しい生活習慣・食習慣を身に付け、脳の健康状態を高めていくことが大前提です。

本書は、長年脳疾患を研究してきた私の知識、経験をもとに、「生活習慣と脳のはたらき」、「脳に良い食生活」、「脳の活性化を促す生活習慣」などの項目に沿って、研究分野の話も含め分かり易く解説しています。ただし、内容は今日明日にでも実践できる簡単なものばかりをまとめております。

今回、私の本を手に取られ読んでいただいた皆さんに、何か一つでもご納得していただき、ご自身のものとして吸収していただけることを願っています。そのためには、まずご自身できちんとした生活習慣を送れているかどうか、確認してみてください。あるいは本書を読まれながら、ご自身の生活習慣と比べてみて、悪い習慣を見直すきっかけが得られるかもしれません。ただし、もしあなたに良い生活習慣がすでに身についているようでしたら、そのまま続けていただければ結構です。結果として、「やはり自分の生活習慣には問題があるなぁ」と少しでも感じられた方は、明日から、いえ！　明日といわず今日からぜひ、良い習慣を身に付けるための第一歩を踏み出してみてください。生活習慣はあなた自身が決める事です。あなたの心がけ、意志が大切です。

何事にも前向きに物事を捉えて、自分の人生を楽しく生きていく「前向き脳でエンジョイ・

エイジング!!」を実践して下さい。
本書が、より健康な毎日を望む皆さんにとっての手助けとなれば、大変嬉しい限りです。

二〇一一年三月

原《はら》　英彰《ひであき》

目　次

第1章
長寿国日本

1 日本人は長生き

日本人の平均寿命は、二〇〇八年のデータでは女性が八六・四歳、男性が七九・六歳です。女性は世界一、男性は四位です。しかし、以前からそうであったかというと、そうでもないのです。およそ六〇年前、一九五〇年頃では、女性の平均寿命は六一・五歳、男性は五八歳と、主要先進国の中では最下位だったのです（図1－1参照）。これが六〇年経つ間にぐんぐんと伸びてきて、長寿大国日本と言われるようになったのですから驚きです。約二年で平均寿命が一年伸びているのです。駅伝に例えますと、一番後ろでバトンタッチされた者が一番先頭になって帰ってきた、ということになります。

『平成二十二年版 高齢社会白書』によると、「二一世紀初頭には、人口に占める高齢化率は最も高い水準になり、世界のどの国もこれまで経験したことのない高齢社会になると見込まれる」と報告しています。二〇五五年には、男性八三・七歳、女性九〇・三歳と女性は平均寿命で九〇歳を超える長寿になると予測しています。一〇〇歳以上の高齢者数は、厚生労働省の資料によれば、一九六三年には一五三人に過ぎなかったのが、一九八一年には一、〇〇〇人を超え、

図１−１　日本人の平均寿命の推移

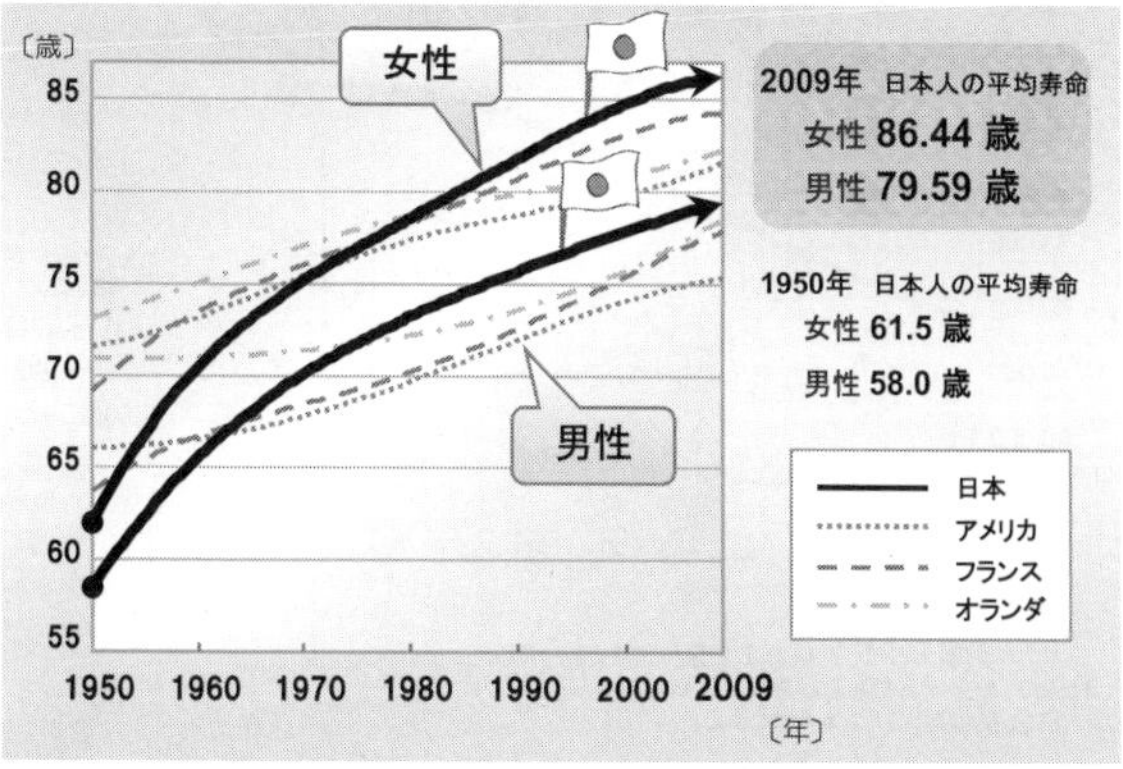

資料）厚生労働省（2009）

一九九八年には一〇、〇〇〇人を超え、二〇〇八年には三六、二七六人となっています。男女別では女性が八六％と圧倒的に多くなっています。一〇〇歳以上は無理だと最初からあきらめる必要もなく、健康でさえいれば一〇〇歳まで生きることは十分に可能になってきました。皆さん、一〇〇歳ではなく、もう一歳上の一〇一歳を目指して頑張りましょう！

日本の国民の平均寿命が伸びていることは、元気な六五歳以上の方が増えてきているということですから確かに良いことです。ただし、そこには一つの社会背景・問題点があるのです。総人口は近年では下降気味です。特に生産年齢人口と呼ばれる一五歳から六四歳という頑張り盛りの年齢層が、二〇〇〇年頃から急激に減ってきています。おおよその割合

図1-2　年齢別人口の推移

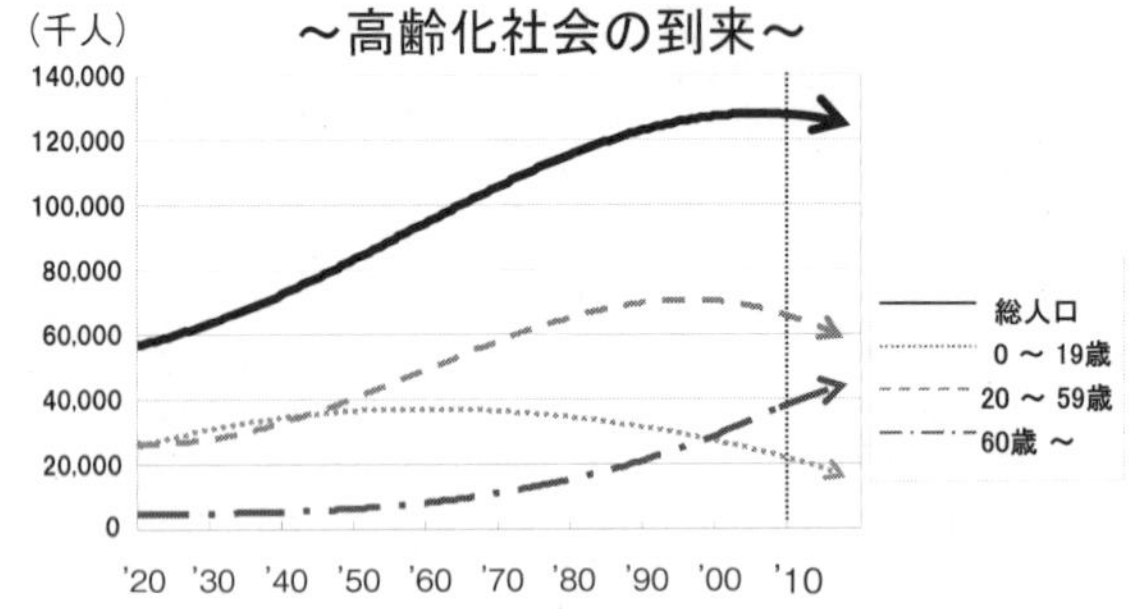

日本の年齢別人口は、2000年の前後で大きく変化する。
総人口、幼少年人口および青成年人口は減少している。
一方で、高齢者人口は増えつつある。

資料）総務省統計局（2009）

でイメージしていただきますと、一九五〇年では二〇人に一人が六五歳以上であったのが、現在は四人に一人の割合になっています。さらに、二〇五〇年では三人に一人が六五歳以上になるのです（図1-2参照）。これはどういうことかと言えば、これからの世を支えていく若者にとっての負担が大きくなってしまうということなのです。私たちは少しでも子孫の負担を軽くできるようにするためにも、病気をしない健康な身体を作っていかなければいけない、というのが私からの一つ目のメッセージです。このことは、「超高齢化社会」に立ち向かうために、誰もが備えなければいけないことなのです。

図1−3　日本人はなぜ長生きなのか？

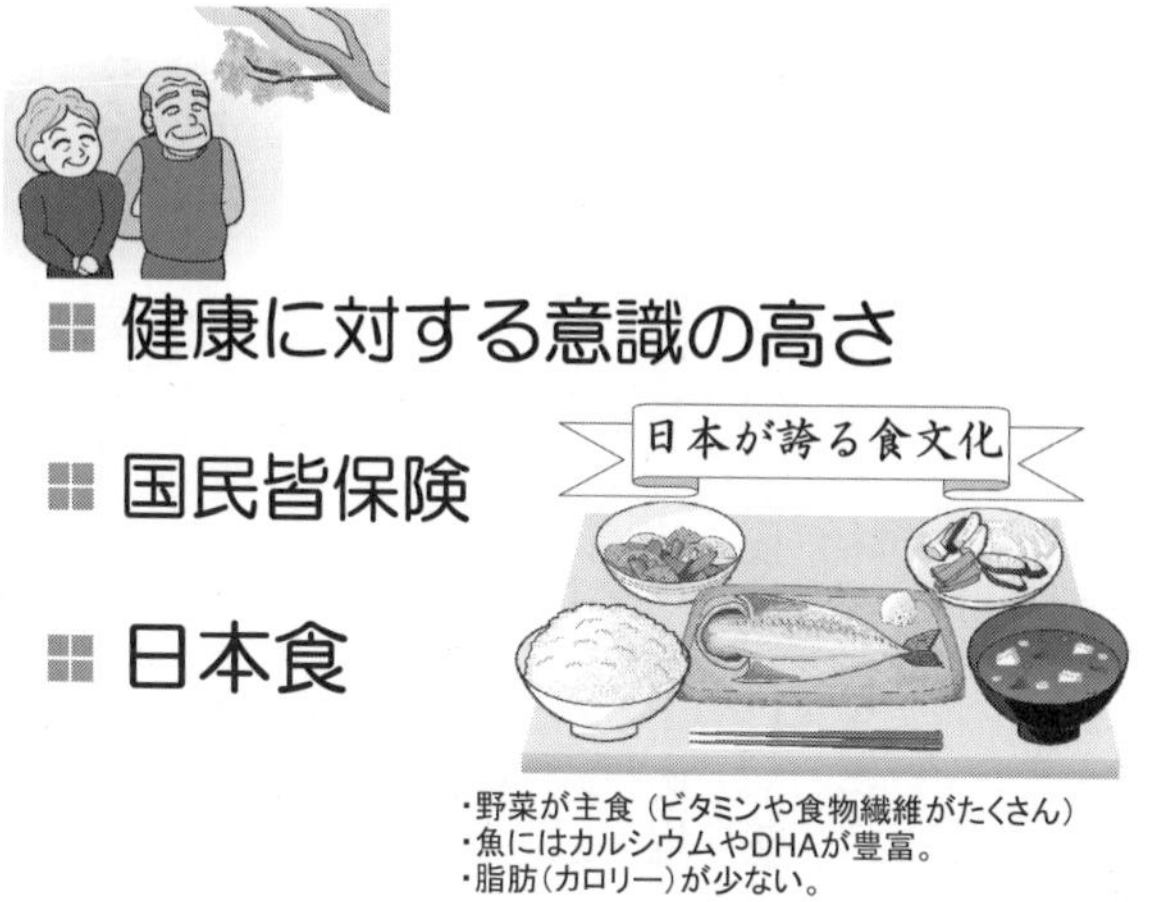
健康に対する意識の高さ
国民皆保険
日本食
日本が誇る食文化
・野菜が主食（ビタミンや食物繊維がたくさん）
・魚にはカルシウムやDHAが豊富。
・脂肪（カロリー）が少ない。

2　長寿国日本の文化

日本人はなぜ長生きなのでしょうか。少し考えてみてください。自分は、あるいは身内の方がなぜこのように長生きができたのかと。第一に、やはり日本人は健康に対する意識が非常に高いからです。「人間ドック」という言葉は、日本にしかありません（図1−3参照）。第二に、国民が皆保険に入っていることも挙げられます。たとえば、アメリカでは国からは保険料の補助はありません。ちょっとした心臓の病気で手術など受けると、一〇〇万円以上掛かってしまいます。高くても保険に入らないと、自分を守ることができないのです。余談ですが、オバマ政権が今、この制度の改善に向けて努力しているところです。その点、日本の現在の医療制度を見ていますと、「政府の政策が悪い」と言いたい気持ちも分かりますが、他の国と比べたら私たちは非常に恵まれているということが、医療の面に関しては言えます。日本人はこの点では本当に恵まれています。

第三に、日本食の影響です。日本食は野菜を豊富に採り入れますし、タンパク源としては肉ではなく魚を多く食べます。また、漬物や味噌など発酵食品もたくさん摂りますので、日本食はバランスの良い素晴らしい食文化であると、世界からも高く評価されてきました。さらに近年では、日本食の唯一の問題点であった塩分摂取量の多さに警笛を鳴らすべく、「減塩」「低塩」という言葉をよく耳にするようになりました。たとえば、皆さんがスーパーマーケットに行かれた際、「低塩しょうゆ」や「低塩味噌」などといった調味料が並んでいることに気付かれるでしょう。低塩、減塩は、後ほど詳しくお伝えする『高血圧症』の基本的な予防に繋がりますので、日々の生活の中でぜひ心掛けていただきたいことです。素材の味を引き出し、味付けは極力薄味にする点も、日本食の大きな特徴と言えます。このように、日本人が古来持ちあわせていた健康に対する意識の高さ、その象徴とも言える日本食、そして国民が健康保険に加入していること、この三つが重なって、私たちは長生きできているということを、まずご理解いただきたいと思います。

3　永平寺の食事

永平寺と言えば座禅と厳しい修業で有名ですが、精進料理も忘れてはいけません。お坊さんは、野菜や米を人の目のように大切に扱うことから教えられます。精進料理は、一鉢に森羅万象が余さずに豊かに盛られるように考えられています。これは、曹洞宗の開祖、道元が修行で中国（宋）に渡った際、典座（てんぞ）と呼ばれるお寺の供膳をつかさどる二人の老人から、禅の本質を悟ったことに由来しています。法食一等（ほうじきいっとう）という仏語があり、これは仏道修行と食事は同じくらい大事であるということです。皆さんの生活でも同じことが言えて、毎日の食事は正常な生活をする上で非常に大切で、それを疎かにすると健康が損なわれて、生活そのものにも影響してくるからです。つまり、心をこめた手作りの料理が大切なわけです。「おふくろの味」がなぜ美味しいのか、なぜ食べたくなるのか？　それは心がこもっているからです。心がこもったものを感謝の念で頂くことが大切です。下記に永平寺での日々の食事の一例を示します[1]。

朝　白粥、沢庵・梅干、胡麻塩
昼　麦飯、味噌汁（大根、ごぼう、人参、薄揚げ）、白菜漬、揚げ出し豆腐
夜　麦飯（昼より少なめの量）、味噌汁（里芋、コンニャク、人参、ごぼう、絹さや）、浅漬、きんぴらごぼう、春雨（キュウリ、木耳、プチトマト）

もちろん肉はありません。すべてが自然のもの、野菜中心です。法事などの特別な日にはそれぞれにもう一品つくことがあります。永平寺の精進料理は、七六〇年受け継がれた「健康の智慧」です。私たちも、これに習って少しでも体に良い食べ物を食べるように精進しましょう。

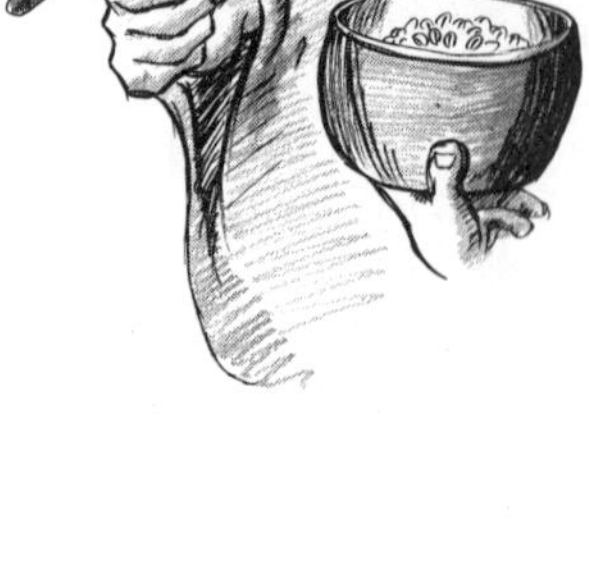

図1-4　平均寿命より健康寿命！

性別	平均寿命	健康寿命	不健康寿命
男性	76.7 (第2位)	71.9 (第1位)	4.8
女性	82.8 (第1位)	77.2 (第1位)	5.6

健康寿命とは、健康で自立した生活を送ることができる年数

平均寿命 ＝ 健康寿命 ＋ 不健康寿命

資料）WHO（2000）

4　平均寿命より健康寿命

寿命が長くなれば良い、というものではありません。皆さんもご理解いただけると思いますが、健康である寿命期間、すなわち『健康寿命』が長くなければまったく意味がありません。健康寿命のあとには不健康寿命、すなわち病気になってしまい、病院に入る、介護を受けるといった寿命期間が大体五年くらいはあるといわれています（図1-4参照）。この五年をいかに短くし、長い期間健康に過ごすことができるのかが最大の課題といえます。極端な言い方をしますと、私たちが寿命を終えるその日まで元気いっぱいであることが、理想的な一生であるとさえ私は思っています。つまりは、平均寿命が長いからといって、それだけで喜ぶものではないということです。では、健康寿命を長

く伸ばすためには、どうしたら良いのでしょうか？　それには、生活習慣や食事を見直すと共に、病気にかからないように日頃から予防しておくことが大切です。

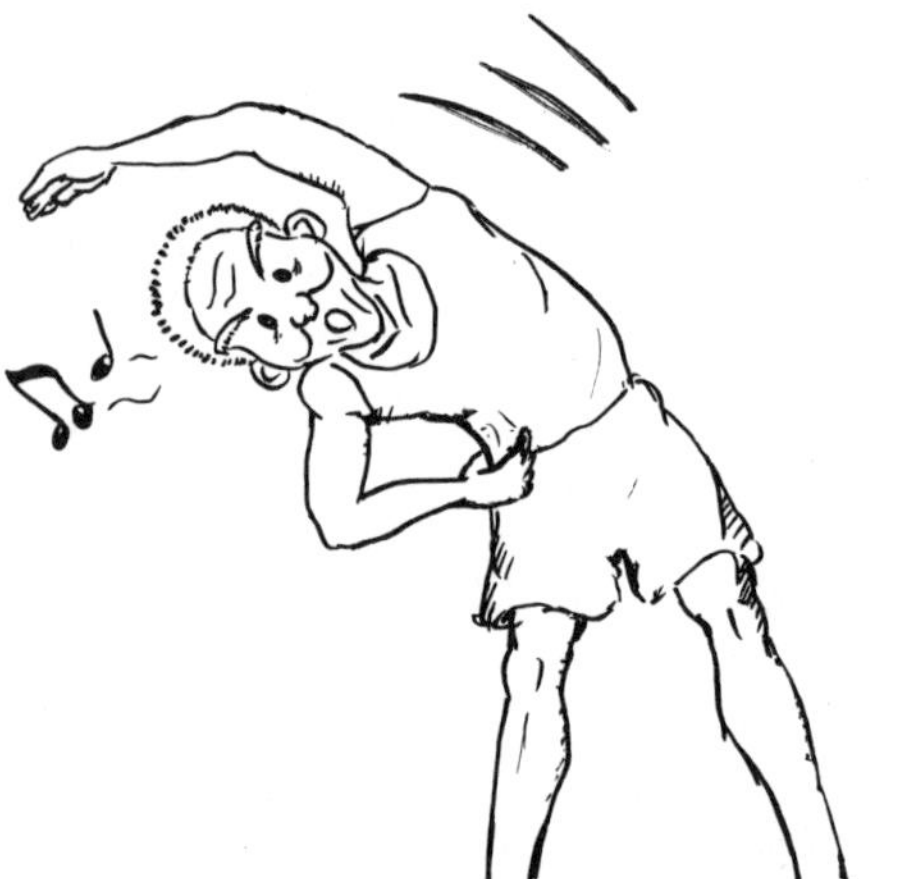

5　仕事は死ぬまで、寿命はあるまで

ある日の朝早くNHKテレビの「一〇〇歳バンザイ」を見ました。馬杉次郎さん、明治四三年生まれ、二〇一一年一月で一〇一歳になられました。戦前、戦中、戦後を生き延び、八七歳の時にカナダバンクーバーのハーフマラソン完走、引き続いて九〇歳代でも色々のマラソン大会に参加されました。「継続は力なり」を胸に刻み、神仏に生かされている自己に感謝し、「仕事は死ぬまで、寿命はあるまで(2)」を座右の言葉とされています。馬杉さんはこのようなことを述べておられます。「我、この日本に生を受け、明治・大正・昭和に平成と四代の日々を過ごす。教育勅語に国語、地理、歴史、修身、道徳と基礎学問を教えられる。召集されて、軍人勅諭を空んじ、召集、参戦八年間。広島では被爆せるも、怪我もなし。召集解除で民間人。目指すは復興・再建と無病息災で粉骨砕身。仕事に励み青壮年は瞬く間。六〇にしていたって元気。七〇現役、八〇にしてさあこれからと海外生活。九〇を迎えても気力の衰えず、東奔西走で休みなし。これぞ天の恵みとぞ感謝感激極まりなし。広大無辺のこの恩に報いる道はただ一つ。人生を人と世のために尽くさんと命の限り働かん(2)」。まさに生きるとは何かを教えてくれてい

ます。一生懸命に生きることそのものが、大切な仕事であることを教えられました。

馬杉さんの健康法は、快食、快眠、安眠、休息、運動の五つを毎日バランスよく行うことだそうです。毎日、晩酌と魚中心の食事。そして、朝起きたら行う全身のたわし摩擦、読経のあとの体操、そして自分でたてて飲む抹茶。抹茶は五〇年続いているそうです。このように、体に良いことを毎日続けることが大切です。皆さんできますか？　何か一つでも毎日体に良いことを続けましょう。

(注)

（1）大本山永平寺 監修『永平寺の精進料理』（学習研究社、二〇〇三年）

（2）馬杉次郎『仕事は死ぬまで、寿命はあるまで』（交友印刷社、二〇〇五年）

第2章

生活習慣病の予防

図2-1　予防できる病気は自分の意識次第！

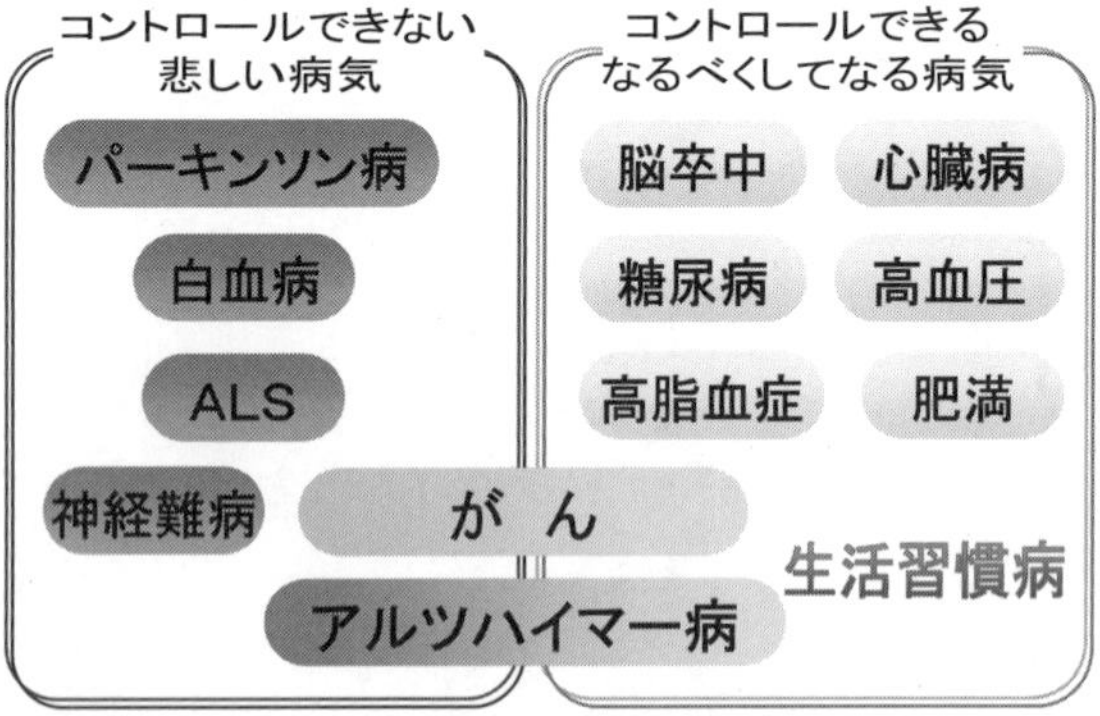

（ALS：amyotrophic lateral sclerosis　･･･筋萎縮性側索硬化症）

6　予防できる病気は自分の意識次第！

私たちが一言に〝病気〟と言っても、実にいろいろなものがあります。そして、それぞれに異なった治療法や予防法があります。近年、生活習慣病、あるいはメタボリックシンドロームという言葉をよく耳にします。「生活習慣病である」と診断されるのは、脳卒中、糖尿病、高脂血症、肥満、高血圧、心臓病の六つの疾病のうち、これらが複数見られる場合です（図2-1参照）。この内の心臓病と脳卒中は、日本人の死因の二位、三位の病気なのです。また糖質の摂りすぎによる糖尿病も、ただ血糖値が上昇するだけの病気ではなく、他にも様々な問題を惹き起こす恐ろしいものです。しかし、生活習慣病は自身の生活習慣の管理不足で起こる、なるべくしてなる病気です。すなわち、いままでの生活習慣を見直し改めることで、そのほとんどを治すことができます。一方で、コントロールできない悲しい病気があるのも事実です。パーキンソン病、白血病、筋萎縮性側索硬化症（ＡＬＳ）、神経難病は、遺伝からの関与もある悲劇的な病気です。今回は、コントロールできる病気にスポットライトを当ててご説明します。

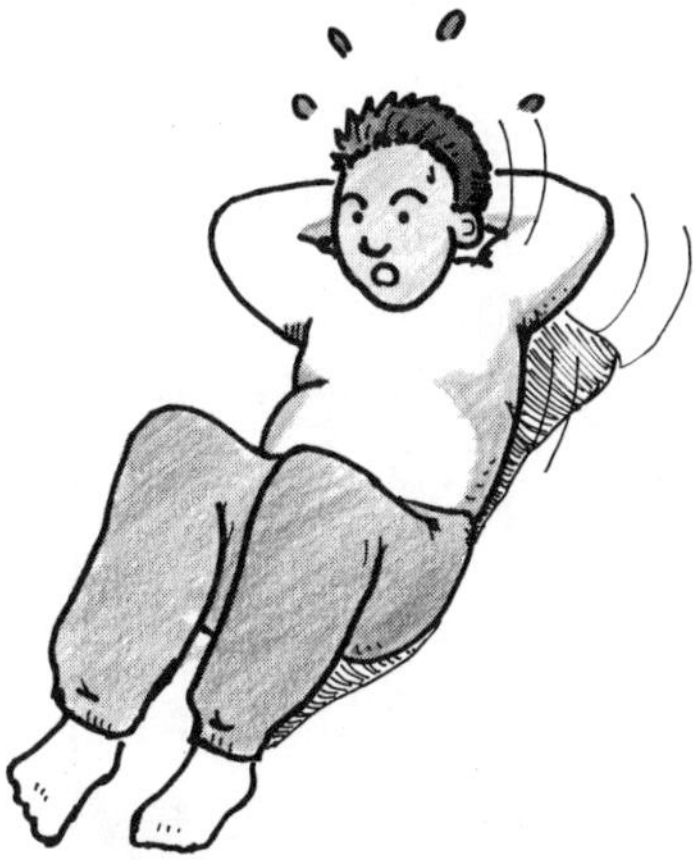

7　生活習慣病になる原因は？

生活習慣病になる原因は、やはり第一に運動不足と偏った食生活です。これは誰でも知っていることだと思います。運動と食事さえ変えれば、生活習慣病などすぐ治せるだろうと、実は皆頭の中では分かっているのです。それでは一度ここで、ご自身の生活を振り返ってみましょう。まずは運動ですが、あなたは健康のために一週間で何日運動をする日がありますか？　厚生労働省の掲げる「健康づくりのための運動指針２００６」では、生活習慣病の予防のためには、週に三〇分程度の運動を一～三回程度行うことが推奨されています（競技内容により異なる）。しかし、なかなかまとまった時間運動をするのが困難だという方は、次に、一日の中で何時間くらい体を動かしているか考えてみてください。私たちの日常はどうしても楽な方楽な方へと気持ちが流れてしまいがちです。たとえば、「近い場所へ出かける時でも自動車を利用してしまう」、「階段よりエレベーター、エスカレーターを使ってしまう」、「家の中の簡単な掃除も億劫でやらない」、「テレビを長時間ぼーっと観てしまう」、「自分で料理をするより、お惣菜や外食で済ませてしまう」など、皆さんも思い当たる節が有るのではないでしょうか？

ここが重要なポイントで、問題なのは私たちの生活の中で体を動かさない時間が増えてきている、ということなのです。ですから、「運動をしましょう」といっても、なにもジョギングや筋力トレーニングのような運動をする必要は無いのです。それでは体を壊してしまうかもしれませんし、何より長続きはしません。車を使わず歩くことは、ちょっとした足や腕の運動になるだけでなく、実は無意識に呼吸が深くなり、普段より酸素を多く体に取り入れることで、代謝も上がるといったメリットもあります。その他、掃除や料理にしても、日ごろ体を動かすことが筋肉量の低下を防ぎ、ひいては基礎代謝量の低下を防ぐことに繋がるのです。

次に食生活ですが、偏った食生活とはどのようなものか考えてみましょう。たとえば、「ついつい揚げ物を好んで食べてしまう」、「肉を好んでよく食べる」、「野菜は調理が面倒なのであまり食べない」、「糖分の多い飲み物（缶コーヒー、ジュースなど）を飲むことが多い」など、脂肪分や糖分の多い食品の過剰摂取、ビタミン類の不足は明らかに問題です。とはいえ、脂肪摂取を避けるため、極端にお肉や魚などタンパク源の摂取を減らすことは、やはり筋肉量の減少を招き、逆効果となります。脂分の少ない赤身や鶏肉を選び、焼く、茹でるなどの調理で脂を落としてあげれば良いのです。また、近年に多い「米食よりパン食」も問題です。パン自体脂肪分を多く含む上に、ジャムやマーガリンを塗るなど、カロリー摂取量は米食に比べ大幅に

図2-2　死の四重奏

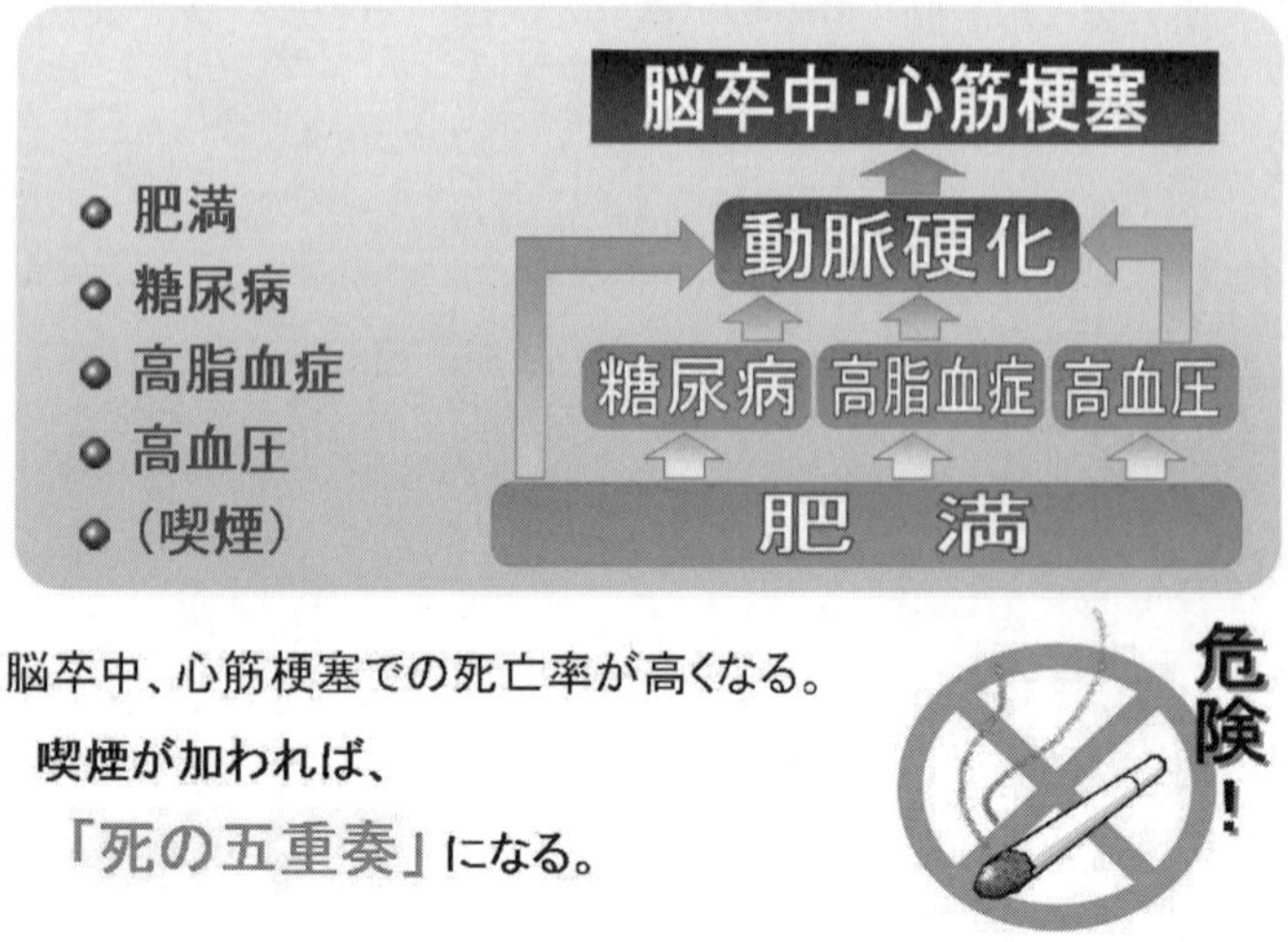

増えてしまいます。加えて、パンは消化が早いため米に比べ腹持ちが悪く、つい間食をしてしまうといった二重の問題があります。逆に言えば、パン食を米食に変えるだけで、これらの問題が一気に解決してしまうわけです。このような日常のちょっとした心がけの積み重ねが、何より生活習慣病の予防に繋がるのです。しかし、意識し、実行し続けるというのは意外と大変なものです。本当は皆さんも家でゴロゴロしていたいのでしょうが、今この本を手にされているということは、少なからず健康に対する意識が高まっている証拠です。その他にも、喫煙、ストレス、睡眠不足は、生活習慣病の重大な原因因子として重なりますので、体調に不安を感じられている方は十分気をつける必要があります。

さらに始末が悪いことには、このような高血圧、肥満、高脂血症、糖尿病といった病気は、痛くも痒くもないのです。たとえばリウマチであれば足が痛い、骨折したらその箇所が動かないと気付くものですが、これらの病気は知らぬ間に次第に忍び寄ってくるところに本当の怖さがあります。これら四つの病気は『死の四重奏』と呼ばれ、それぞれが演奏し始めると、脳梗塞や脳卒中、心筋梗塞といったより重度な病気にも発展します（図2-2参照）。さらに、これに喫煙が加われば『死の五重奏』になり、最も危険な状態であると言われています。四つの病気はいずれも互いに関わり合いますが、一番要因が大きいのが肥満です。肥満になるといろいろな病気を誘発します。たとえば、糖尿病、高脂血症、高血圧、そして動脈硬化です。肥満こそが諸悪の根源であることは間違いありません。

図2−3　国内医療用医薬品ランキング

順位		医薬品名	主な効能・効果	会社名	08年度 売上高（億円）
1	●	ブロプレス	高血圧症	武田薬品工業	1,371
2	●	リピトール	高コレステロール血症	アステラス製薬	977
3		リュープリン	子宮内膜症、閉経前乳がん	武田薬品工業	664
4		モーラステープ	鎮痛・消炎	久光製薬	653
5		タケプロン	胃潰瘍、十二指腸潰瘍	武田薬品工業	648
6	●	アムロジン	高血圧症	大日本住友製薬	636
7	●	ミカルディス	高血圧症	アステラス製薬	626
8		アリセプト	アルツハイマー型認知症	エーザイ	623
9	●	メバロチン	高脂血症	第一三共	616
10		ガスター	胃潰瘍、十二指腸潰瘍	アステラス製薬	609
11	●	オルメテック	高血圧症	第一三共	552
12		エポジン	腎性貧血	中外製薬	548
13	●	ベイスン	食後過血糖の改善	武田薬品工業	528
14		クラビット	感染症	第一三共	474
15		エスポー	腎性貧血	キリンファーマ	417
16	●	アクトス	2型糖尿病	武田薬品工業	416
17		タミフル	A型、B型インフルエンザウイルス感染症	中外製薬	387
18		ハルナール	前立腺肥大症に伴う排尿障害	アステラス製薬	375
19		オパルモン	閉塞性血栓管炎に伴う虚血性諸症状の改善	小野薬品工業	373
20		パリエット	胃潰瘍、十二指腸潰瘍	エーザイ	371

生活習慣病の医薬品が $\frac{8}{20}$ を占めている。

資料）アステラス製薬『医療と医薬品 2008』

8　市場に見られる生活習慣病の薬

日本で売られている医薬品の中で、上位二〇番目までを図2−3に挙げました。このうち、生活習慣病の薬に丸印を付けていますが、二〇品目のうちの八品目がなんと生活習慣病の医薬品であることがわかります。自身の生活習慣を改善することで、生活習慣病の治療に成功している人々もいます。しかし、この表から分かることは、社会全体的に見て生活習慣病は未だ解決されていないということです。

図2–4　生活習慣病は なぜこわい？

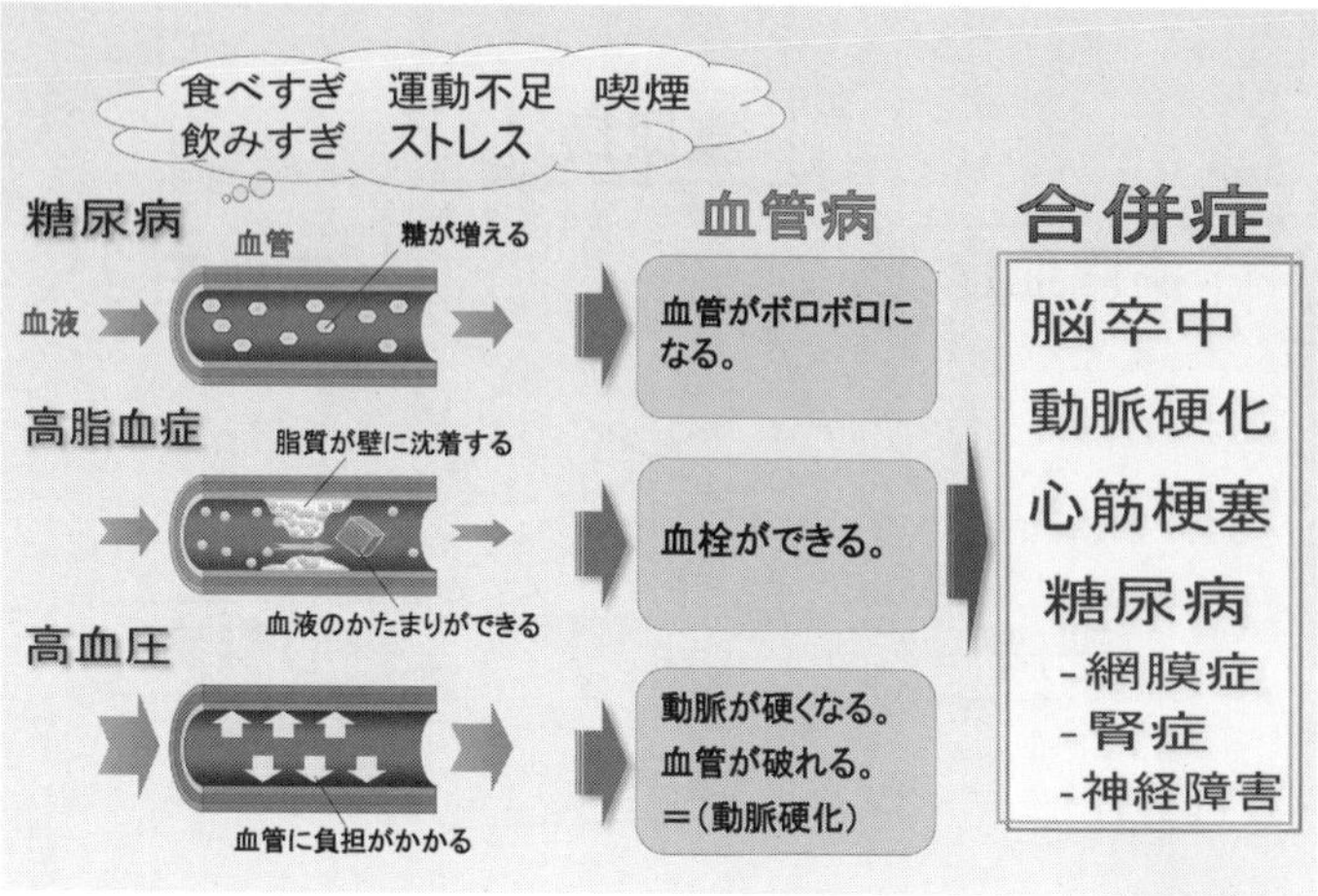

9　生活習慣病は血管病

さて、生活習慣病はなぜこわいのでしょうか。たとえば、糖尿病は血液の中に糖が増える病気ですが、ではなぜ糖が増えると体に悪いのでしょうか？　それは、糖が血管をボロボロにしてしまうからなのです（図2–4参照）。たとえば、細い血管が通っている眼の網膜では、血管がボロボロになればそこから出血を起こし、見えない所ができます（これを糖尿病網膜症といいます）。カメラにたとえると、フィルムに傷がついて、写らなくなった状態です。

また、脂っこいものばかりを食べていると、悪玉コレステロールと呼ばれるＬＤＬコレステロー

図 2-5　生活習慣病は互いに関係し合う

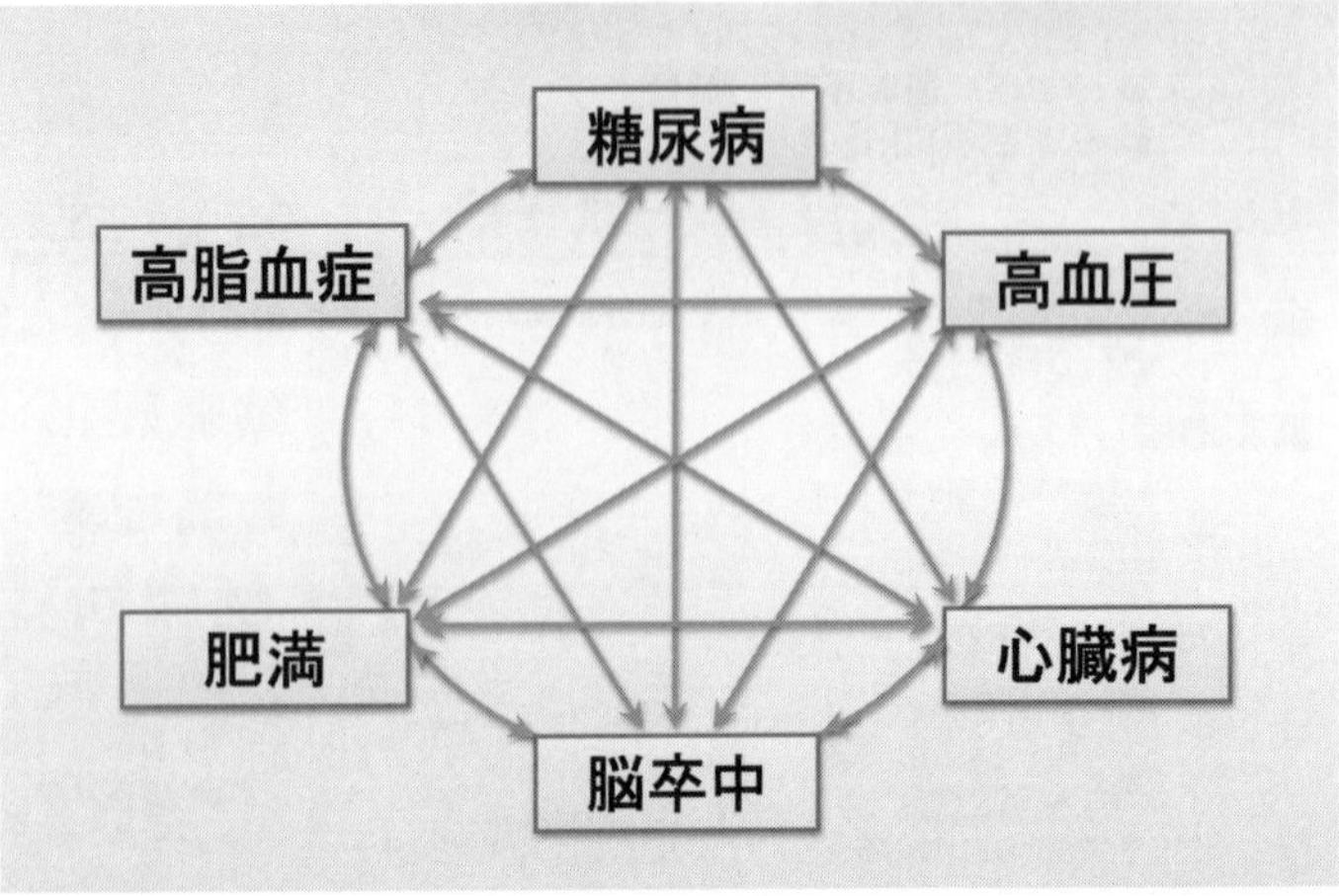

ル値が高くなります。流し台の下にあるパイプを想像してください。油を流せばパイプは油がこびりついて流れにくくなるのと同じことです。パイプ（血管）に脂が溜まるようになり、血液が流れにくくなってしまうのです。これが高脂血症です。最悪の場合、血管が詰まって血液が流れなくなってしまいます。また、血栓と呼ばれる血液のかたまりが血管内でできてしまうと、脳や眼の細い血管へ流れていき、最終的にはそこを詰まらせてしまいます。このパイプ（血管）をきれいにして血流の流れを良くするような薬が開発できれば一番良いのですが、現在はまだ十分な薬はありません。

高血圧は、血圧が高くなるために血管に負担がかかり、そのうち血管が硬くなって破れるなどの症状を引き起します（動脈硬化と呼ばれます）。

これは、長年使ったゴムホースが劣化し、しなやかさを失った状態に似ています。血管も、硬くなれば破れやすくなり、血圧に耐えられなくなるのです。

すなわち、生活習慣病はそのすべてが血管に影響する血管病とも言えます。ですから、血管を丈夫にする、または血液を正常に保つような生活の工夫を取り入れれば、生活習慣病を防ぐことが期待できるのです。

生活習慣病が恐ろしい点はもう一つあります。それは、それぞれの病気が互いに関係し合うということです。肥満であれば高脂血症、糖尿病、高血圧、心臓病、脳卒中、いずれの疾病の危険因子までも高めてしまいます。一つの病気がゆっくりと悪化していく中で、さらに他の病気にもいずれなってしまうのです。脳卒中になろうなどと思っている人はいませんし、今に心臓病になって心筋梗塞で倒れるということが前もって分かっている人はもちろんいません。これらは急に自分の身に降りかかってくるのです。それが脳卒中や心筋梗塞といった病気なのです。しかし残念ながら、私たちのおよそ三分の一がこれらの疾病にかかり、命を落としてしまうのも事実です。確かに、肥満で死ぬことはありません。高血圧でも亡くなるということもありませんが、すべてはこれら一つ一つが関係しあって、やがては死に至る病に発展するということを考えなくてはいけません。

10 糖尿病で最も恐ろしい合併症!!

糖尿病自体は、体に痛みなどは感じない病気です。いつの間にか血液に糖が代謝されないでたまり、それが血管を傷つけていき、血管をもろくしてしまいます。そうなると体の中で血管が細い部分（毛細血管）にまず障害が現れます。それが目の奥にある網膜、腎臓、手足などの末梢部分です。これがいわゆる糖尿病三大合併症（糖尿病網膜症、糖尿病腎症、糖尿病神経障害）です。糖尿病網膜症は、日本における失明原因の第二位に位置している疾病です。糖尿病腎症は、慢性腎不全に移行し、やがては透析が必要になります。糖尿病神経障害は、色々な症状が出てきますが、最も恐ろしいのは手や足などの先が壊疽（えそ）してくることです。最終的には切断しないといけなくなります。糖尿病を予防する方法は、適度な運動とカロリー制限です。食べ過ぎ、飲みすぎ、運動不足には気をつけましょう。それは分かっているけど、目の前に美味しいものがあれば忘れてしまいますのが、人間です。ではどうやってそれを克服できるのでしょうか？ それはあなたの頭の中に答えがあります。あなたが考え方（生活習慣）を変えることです。

第2章　生活習慣病予防の基礎知識

「これって正しい？正しくない！？」

普段、体に良いと思っている食習慣。はたして本当に正しい習慣なのでしょうか？下の9つの習慣、これって正しい（○）？正しくない（×）？
（※回答と解説は次ページ）

（○か×を記入）

① ご飯やめん類はたくさん食べても血糖値には影響しない。（　　）

② お味噌汁はダシを濃い目に、味噌を減らして減塩している。（　　）

③ 魚の脂も高カロリーなので、なるべく脂の少ない赤身魚を食べている。（　　）

④ お肉の代わりに、豆腐や納豆をよく食べるようにしている。（　　）

⑤ 野菜はたくさん摂ることが大事！レタスやキャベツを中心としたサラダを毎日食べている。（　　）

⑥ 昼食時のお弁当では野菜の摂取が不十分なので、足りない分は野菜ジュースで補っている。（　　）

⑦ 果物は体に良いので、毎日ふんだんに摂るようにしている。（　　）

⑧ お菓子やケーキを食べる時は、必ず緑茶やコーヒーを飲むようにしている。（　　）

⑨「お酒は百薬の長」と言われるので、よくビール１本、または日本酒１合を飲んでいる。（　　）

※ 問題の答えと解説は、次のページです。

第2章　問題の答えと解説

① ×：ご飯、めん類、パンに多い炭水化物は、消化・吸収の過程でブドウ糖に変換されますので、血糖値に影響します。砂糖に比べ血糖値の上昇はやや緩やかですが、摂り過ぎは避けましょう。消化の早いパンは血糖値の上昇も急ですが、一方でパスタは血糖値の上昇が緩やかであることが知られています。

② ○：味噌には塩分が多いため、味噌で味付けを濃くするのは塩分取り過ぎにつながります。その分、ダシや具のうまみで味わいをもたせると良いでしょう。また、減塩味噌を用いるのも1つの選択です。

③ ×：魚の脂はお肉とは異なり、血液をサラサラにするEPA（エイコサペンタエン酸）やDHA（ドコサヘキサエン酸）が豊富に含まれ、体に良いことが知られています。特に脂の多い青魚を進んで摂取しましょう。

④ ○：お肉には脂肪分が多いため、タンパク質をお肉だけで補うのはカロリーに問題があります。大豆は「畑の肉」と呼ばれるほどアミノ酸バランスがお肉に近いため、代わりに食べるのは良いでしょう。また、大豆にはイソフラボンも多く含まれます。しかし、お肉も調理で脂分を十分に落とせますので、工夫して食事に取り入れましょう。

⑤ ×：生野菜は水分を多く含むため、十分な量の野菜をサラダで摂取するには相当な量を食べる必要があります。加えてサラダはドレッシングをかけますので、余計な油を摂ることにも繋がります。一方、煮物であれば野菜のかさも減り、簡単にたくさん野菜を食べることができますし、ニンジンやほうれん草などのカロチンは加熱調理することで吸収しやすくなります。しかしながら、加熱で失われる栄養素もあるため、生野菜と煮物、または炒め物など調理法を変えて、色々な野菜を食べることを心掛けてください。

⑥ ○：野菜ジュースは、製造過程で食物繊維やビタミンCが大幅に減少してしまうという問題はありますが、一方でカロチン(ビタミンA) などやや安定な栄養素は野菜ジュースの方が吸収しやすいとの報告もあります。忙しい中の昼食時、あくまでお弁当の栄養補助として活用する分には良いでしょう。ただし、一番は野菜そのものから栄養を摂ることが大切です。その他の食事でしっかり野菜を補い、食物繊維を摂るよう心掛けましょう。

⑦ ×：果物には糖分が多く含まれますので、果物からビタミン類を十分に補おうとするのは問題があります。果物は、適量であれば食物繊維やビタミンが補える優れた食材です。目安は、バナナ1本、リンゴ 半分～1個、みかん 2個、柿 半分～3/4個、などです。また、果汁100%ジュースの摂取は急な血糖上昇を促すため、適量（200cc）にとどめましょう。

⑧ ○：緑茶に含まれるカテキンや渋み成分のタンニン、またコーヒーに含まれるカフェ酸やクロロゲン酸、カフェインには、糖分の吸収を和らげたり、血糖値の上昇を抑えるといった効果をもつことが知られています。この時に、コーヒーであれば砂糖の使用を控えたほうが良いでしょう。また、緑茶には虫歯菌の繁殖を抑える効果もあるため、食後に緑茶を飲むことは非常に意味のあることです。

⑨ ○：少量のアルコール摂取は、血管を弛緩させ一時的に血流を良くしてくれるので、体から老廃物を除去し、疲労回復に効果があると言われています。しかし、過剰なアルコールは逆に血管を収縮させ、血行不良や高血圧を促しますので、なるべく避けるべきです。適量の目安は、瓶ビール1本、清酒1合、ワイングラス1～2杯、焼酎お湯割り0.6合です。

第3章

脳を活性化させる生活習慣

11　環境次第でいつまでも脳は成長する！

生活環境が脳に与える影響について、マウスを用いた実験で調べた興味深い結果があります。老齢のマウスを二グループに分け、一方は遊具のたくさんある飼育ケージで活動的に生活させ、もう一方は逆に非常に狭いケージで生活させました。その結果、遊具のたくさんある飼育ケージのマウスでは、脳細胞が増えることが確認できました。これは私たち人でも言えることです。近年では、脳の細胞は成人してからでも増えることが知られています。しかし、脳は使わなければ次第に衰えていくものです。この脳の衰えを防ぎ、脳のはたらきを活発にさせるためには、部屋にこもってばかりではなく、適度な刺激を脳に与え続けることが最も重要です。たとえば外を散歩したり、人と交流を持って会話を楽しんだりすると良いでしょう。また好奇心を持って勉強したり、テレビや本を読んで感動したりすることで、脳の神経細胞（脳細胞）は活性化していきます。そして脳の細胞がお互いに活発にコミュニケーションをとり合うようになり、結果として脳機能は年齢に関係なく延ばすことができるのです。しかし脳への過度な刺激は、逆効果を生みます。たとえば、自分独りではとてもできないと思われるような仕事を押し付けられたり、または到底超えることができないような目標を自ら設定し、そのギャップに精神的重圧を感じたりすると、脳は過剰なストレスを感じ、逆に脳の細胞はダメージを受けてしまいます。それが慢性化すると、うつ病といった心の病が引き起こされてしまうのです。ただし、その過剰なストレスもプラス思考で受けとめて、「よし！　挑戦してやろうじゃないか」という気持ちで臨むことができれば、それは決して悪いストレスではなく良いストレスに変わります。皆さんにも経験があると思いますが、難関を乗り越えた後に得られる達成感は、脳機能にとっても大きな成長に繋がるのです。

人の脳は環境によって大きく影響されやすく、良い環境によって脳細胞はさらにイキイキしていきます。しかし何より大切なことは、あなた自身が楽しむ心をもち、前向きに取り組んでいくことにあるのです。

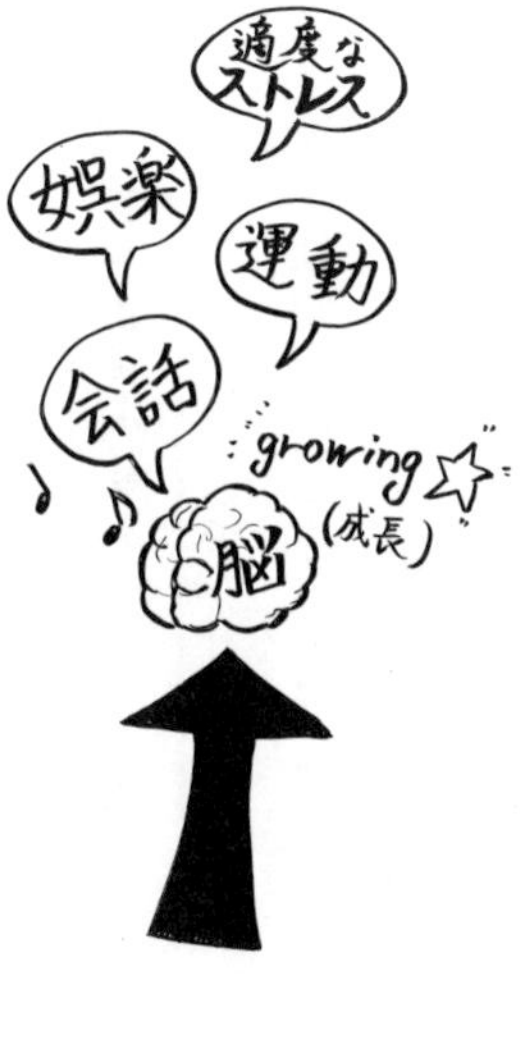

図3-1　象の寿命は動物園と野生ではどっちが長い？

象の産地	動物園	野生（国立公園）
アフリカ	16.9 n=302	56.0 n=1089
アジア	18.9 n=484	41.7 n=2905

1960-2005年

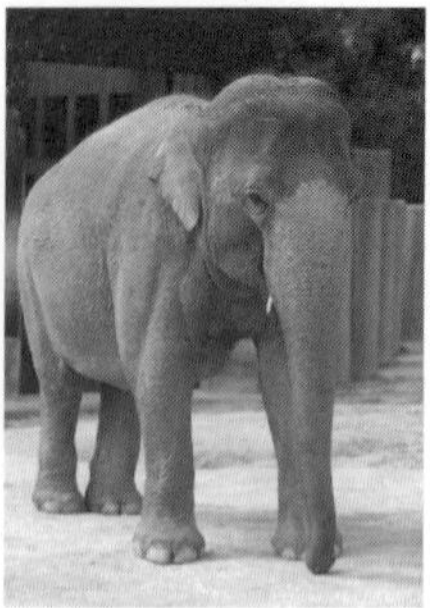

アジアゾウ（千葉の動物園で撮影）

過酷な自然に生きている野生の象は、寿命が 約3倍も長い。
やはり、過食、肥満、運動不足は、良くない！

資料）Ros Clubb, et al. (2008)

12 動物園の象と野生の象の寿命

象に関するこんな問題があります。「動物園の象と野生の象では、どちらが長く生きるでしょうか？」

一方の寿命は一七歳、もう一方は五〇歳ぐらいまで生きたそうです。三倍の違いが見られました。因みに、動物園では餌は十分にありますし、病気をすればすぐに治療が受けられます。一方、野生では食べる餌も好きなだけとは言えないでしょうし、加えて天敵に襲われる可能性もあります。

さて、どちらが長生きするでしょうか？　答えは、野生の象なのです（図3-1参照）。これは『*Science*』に論文が掲載されました。一九六〇年から二〇〇五年の四五年間、世界のすべての象の寿命を調べた大規模な研究です。動物園にいる象はおよそ八〇〇頭、野生の象は国立公園にいる四、〇〇〇頭もの象です。その結果、国立公園の象と比べて、明らかに動物園の象は寿命が短いことがわかりました。動物園の生活では栄養豊富な食事が与えられる一方で、自然の中と違って十分に動き回れる環境にはありません。そのため象は肥満状態に陥りやすくなります。また、親元から離され、移動を繰り返すことによるストレスも寿命に影響しています。私たち人間でも同じことが言えます。長生きするためには、まず、ストレスを溜めないこと、カロリーの摂りすぎに注意すること、適度な運動を生活に取り入れることです。このことは、象が証明してくれています。

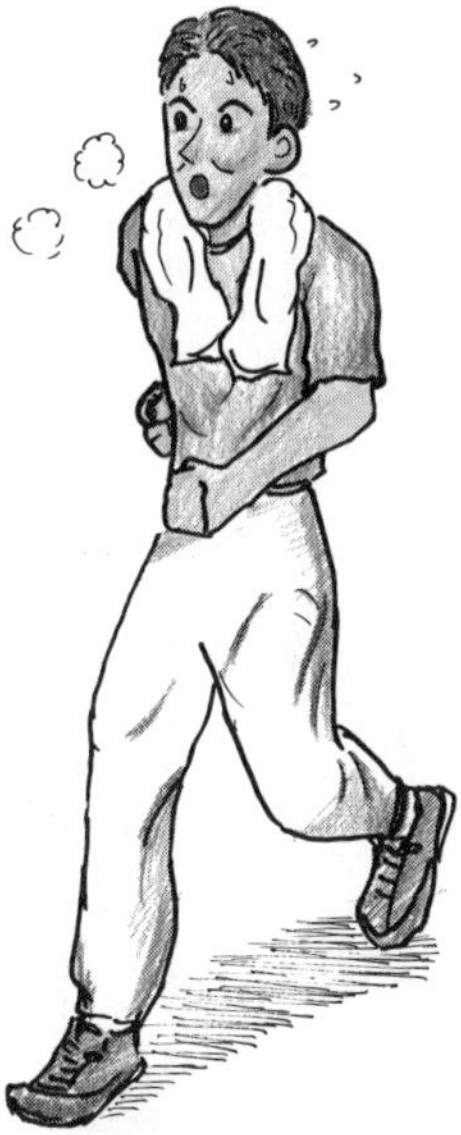

13 脳を健康に保つ食事とは？

脳の疾病の一つにアルツハイマー病があります。脳に異常なタンパク質（これをアミロイドベータと言います）が蓄積してしまい、記憶障害が現れてしまいます。通常、六五歳以上の方の一〇人に一人は発症するといわれている病気ではありますが、最近では若い世代でアルツハイマー病を発症する若年性アルツハイマーも問題になっています。アルツハイマー病の原因はよく分かっていませんが、その原因の一つには食事の影響が懸念されています。アルツハイマー病になってしまった人とそうでない人との食事の内容を比較した結果があります（図3－2参照）。アルツハイマー病にかかってしまった人は、魚の摂取量が少ないことが分かっています。これは、魚にＤＨＡ（ドコサヘキサエン酸）、ＥＰＡ（エイコサペンタエン酸）が多く含まれるためです。ＤＨＡとアルツハイマー病の予防については既に報告がなされています。またその他に、牛乳、緑色の野菜、キノコ類、海藻の摂取量が比較的少なく、逆に肉や卵は多く摂取する傾向も見られました。一方で、お米や穀類の食べる量はそれほど関係していないようです。

ここで大切なことは、「食べ物は頭で食べよう」ということです。本能のままに食べたいも

図3-2　魚、牛乳、緑色野菜、きのこ、海藻を食べているとアルツハイマー病になりにくい!?

各食品の摂取量平均の比較　: 単位＝g

食品群	AD患者（64名）	健常者（80名）	P値
穀　類	261.9	231.9	NS
豆　類	119.5	127.8	NS
魚	40.5	58.3	0.0001
肉	25.1	21.0	0.13
卵	16.0	13.5	NS
牛　乳	77.2	117.5	0.01
緑色野菜	45.7	68.9	0.01
他の野菜	55.9	70.6	0.03
果　物	78.9	89.4	NS
キノコ類	4.4	7.6	0.004
海　藻	6.3	10.7	0.001
アルコール	65.1	75.5	NS
水　分	18.9	20.4	NS

［※ AD : アルツハイマー病患者、 P値 : 値が小さいほど差があることを示す数値、NS : 差はない ］

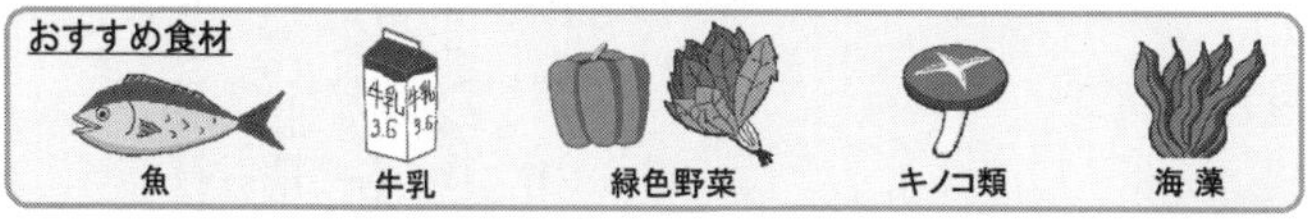

資料）Kalmijn S, Launer LJ, Ott A, et al.（1997: 42: 776−82）

のを食べるのではなく、カロリーや栄養を自分の頭で考え、自分なりにコントロールすることが大切です。体に良い食材だからといってそればかりを食べるのではなく、一日に三〇品目を心がけ、バランスよく様々な食材を摂るよう意識します。

　また〝身土不二（しんどふに）〟という仏教用語があります。「身」は今までの行為の結果であり、「土」は身がよりどころにしている環境の意味で、「不二」はこれらを切り離すことはできない、という意味の言葉です。言い換えるならば、「地元の旬の食品や伝統食が、身体には良い」という意味なのです。

　この言葉を、少し科学的な考察を踏まえて考えてみましょう。現代の発達した食糧生産技術や輸送技術によって、日本では様々な食材が国内に限らず海外からも取寄せられ、ほぼ一年中欲しい食材を手に入れることができます。しかし、これらの食材を栄養価で考えてみるといかがでしょうか。海外から輸入された食材は、輸送にかかる日数を考えて食べ頃より少し早く、まだ栄養を十分に蓄えられていない時期に収穫されています。

さらには、輸送期間中の栄養の損失も避けられないでしょう。また、効率的な輸送を考えての加工処理（凍結や缶詰め）によっても栄養損失は免れません。加えて、防腐剤や保存料の心配もあります。比べて、地元で採れる旬の食材は、とても新鮮で栄養価も高く、安心感もあります。また、何と言っても旬の食材は美味しいものばかりですので、積極的に摂るよう心掛けたいものです。

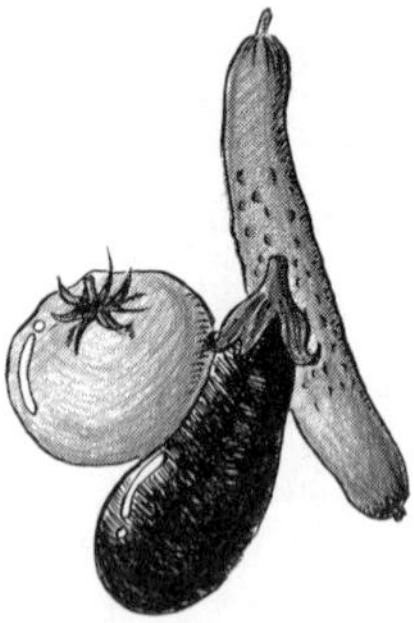

14 実践！ 脳を鍛える

脳はその実際の二%しか使われていないといわれています。ですから、脳を使いすぎて悪いことなど全くなく、むしろ使うことこそ脳の発達に大切なのです。では、脳を鍛えるということはどういうことでしょうか？ 私たち人間の脳は実に複雑な構造をしており、各部分には名前がつけられています。その中の一つに、前頭前野という部位があります。文字通り、頭の前方に存在する前頭前野は、私たちが物事を考えたり、コミュニケーションをとったり、同時に複数の物事を考えるときにはたらく重要な部位です。脳を鍛えるということは、実はこの前頭前野を鍛えることなのです。では、前頭前野を鍛えるにはどのような方法があるでしょうか？ 先ずは新聞や本など、文字を読むことです。あるいは簡単な計算問題を解くことも良いでしょう。神経細胞を賦活化させるために、何も難しいことを課す必要はないのです。

また、最近では「脳力トレーニング」を目的とした書物がたくさん見られます。この章末でもいくつかの簡単な問題を用意しましたので、ぜひ試してください。

15 ウォーキングからはじめてみる

京都には「哲学の道」と呼ばれる有名な道があります。かつてこの道を哲学者が考えながら歩いたことから名付けられた歴史ある名所ですが、私も一〇年間、毎朝一時間弱の早歩きを欠かさず行っています。冬の寒い日であっても、雨が降っていても、暗いうちから歩き出します。最近では腹筋も取り入れるようになりました。ウォーキングを毎日欠かさず続けるためのコツは、毎日の自分の体重と歩数をカレンダーに記録していくことです。ある時、私はどんどん体重が増えてしまい、本当に嫌になることがありました。これではいけないと自分自身に思いながらも、なかなか生活習慣を改めることはできませんでした。ですから、生活習慣を変えるということがどれほど難しいかは、私もよく知っています。まさに自分との闘いです。そこで、まずはウォーキングを始め、食事を改善していき、やっと少しずつ効果が現れるようになりました。

ウォーキングは比較的誰にでも可能な運動で、自分のペースで無理なく行える点が最大の魅力です（図3–3参照）。始めは散歩程度から始め、そして徐々に歩くことに慣れてきたら距離や

図3-3　ウォーキングのポイント

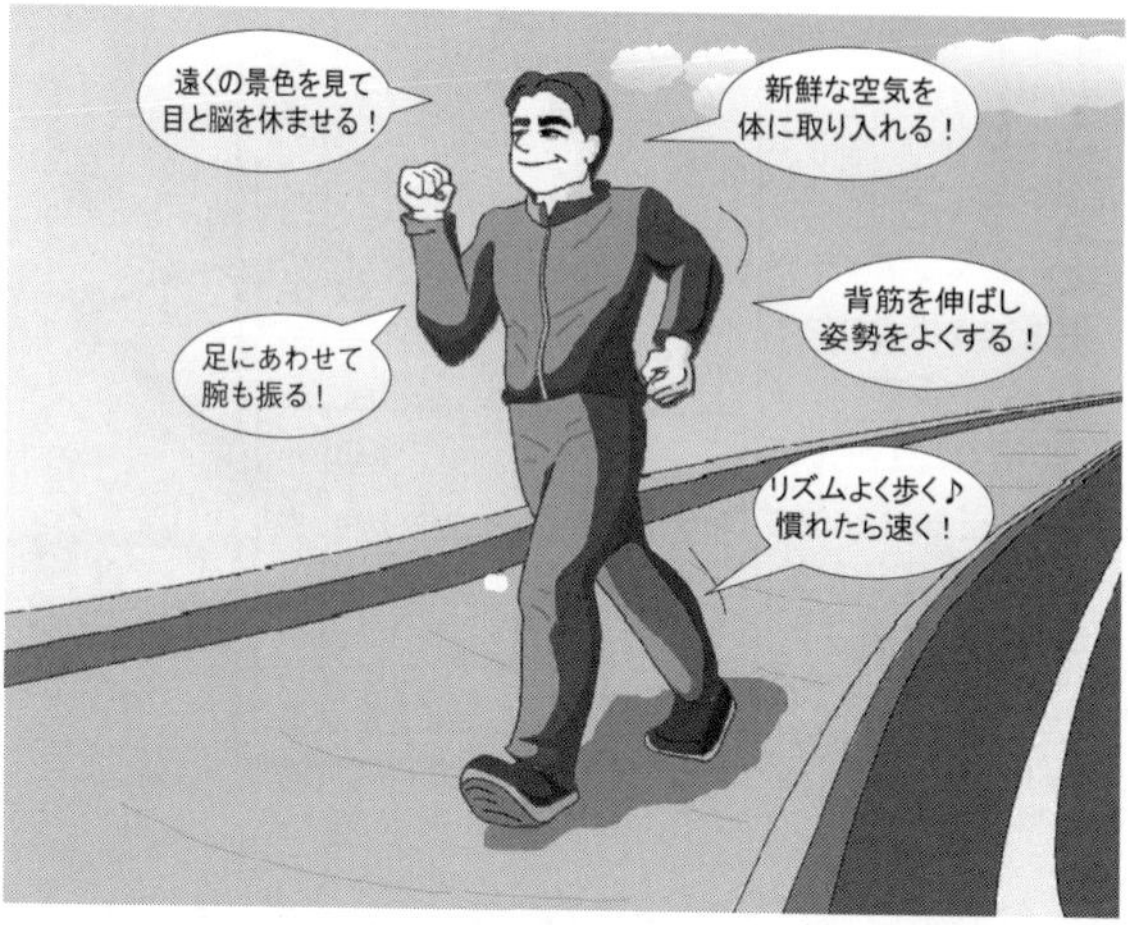
遠くの景色を見て
目と脳を休ませる！
新鮮な空気を
体に取り入れる！
背筋を伸ばし
姿勢をよくする！
足にあわせて
腕も振る！
リズムよく歩く♪
慣れたら速く！

時間を延ばし、あるいは歩くスピードを上げ、足にあわせて腕の振りも加えてみます。そうして、よりリズム良く歩けるようになれば、足腰だけでなく腕や背中の筋力維持にも繋がります。さらには、外の新鮮な空気を体に取り入れることで血流も良くなり、新陳代謝が活発になります。また遠くの景色を眺めることで、目や脳の休息にもなるでしょう。そうなると、一日の身体の調子が以前とは違ってくるはずです。

ウォーキングに限らずに、何かご自身の興味をもたれたものであれば何でも構いません。それを続けることで、良い生活習慣を身に付けることこそが大切なのです。私はウォーキングを継続させるために、カレンダーに万歩計の数字を10000　6000と書いています（図3-4参照）。大体五〜

図3-4　カレンダーに毎日記録する！

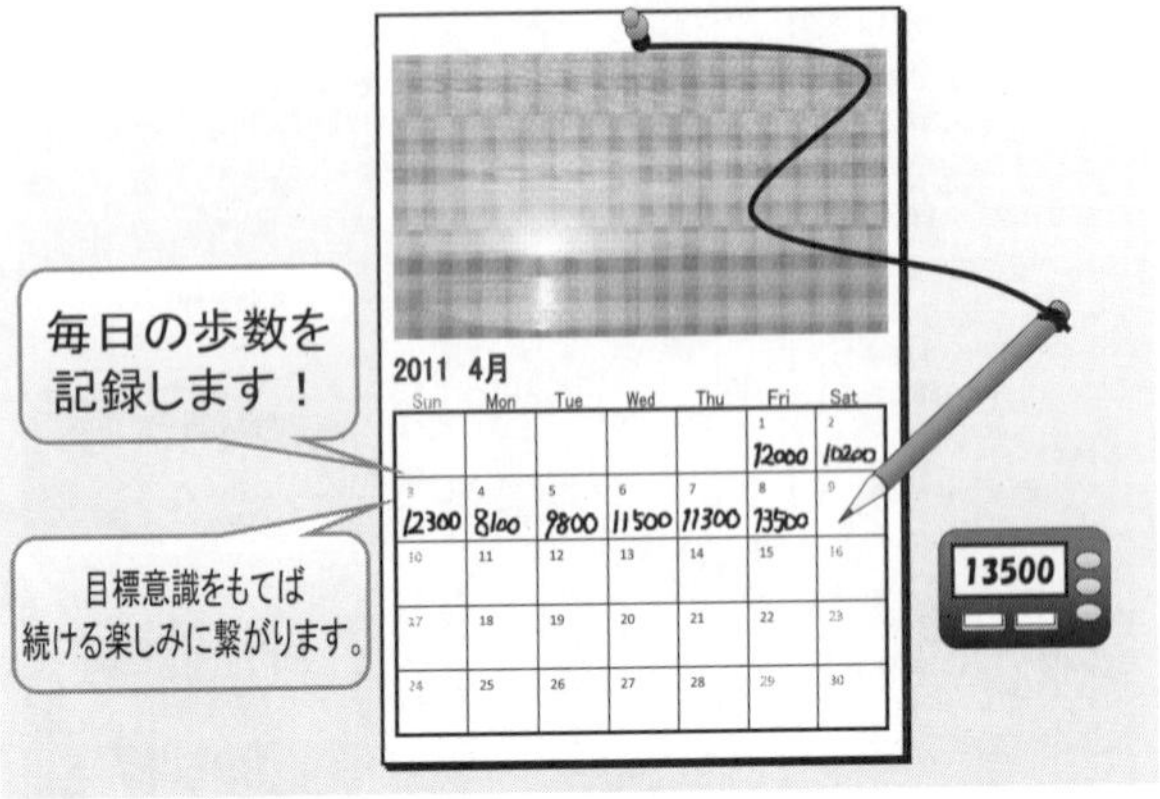

六日間は一万を超えるものですから、書かれた数字を見た私の子どもからは、私が毎日使っているお金を書いているものと勘違いされたこともあります。そんなにお金は持っていないのですが。使用する万歩計も一日だけの記録ではなく、一週間記録できるものを使うと欠かさず記録を付けることができます。このように、自分自身で良いと思って何かを始める際には、同時に今後も続けていくための工夫を必ず取り入れることが重要です。「継続は力なり」、どんなことも継続してこそ効果が現れてくるのです。そして効果が現れ実感を得ることができれば、より楽しんで意欲的に取り組むことができ、気がつけば良い習慣として身についていることでしょう。

16 歩くことは人間にとって最良の薬！

「歩くことは人間にとって最良の薬」とは、紀元前四六〇年、医学の祖ヒポクラテスが言った言葉です。ある報告によれば、週五日以上一万歩以上歩くと、高血圧、動脈硬化に効果的であるというデータがあります。一日一万歩を歩くには、約一時間ほどきちんと歩かないといけません。一時間歩くと約七〇〇〇歩になります。残り三〇〇〇歩は普段の生活で十分に到達できます。重要なことは、いつ歩くかを自分の中で決めることです。あやふやな気持ちでは、朝起きても「今日はしんどいから夕方歩こう」と気持ちがゆるんでしまい続けることができません。必ず決めた時間に毎日歩くのだ、と自分自身に約束すること、そしてしばらくは頑張って続けること。そのうち、習慣化すれば無理なく続けることができるようになります。ウォーキングに限らず、他に自分の趣味と結び付けても良いと思います。たとえばカメラで外の風景を撮ることも、外に出かけるきっかけになります。あなたが楽しみながら続けて体を動かせるものを見つけてください。

図3−5　心臓は頑張っている！

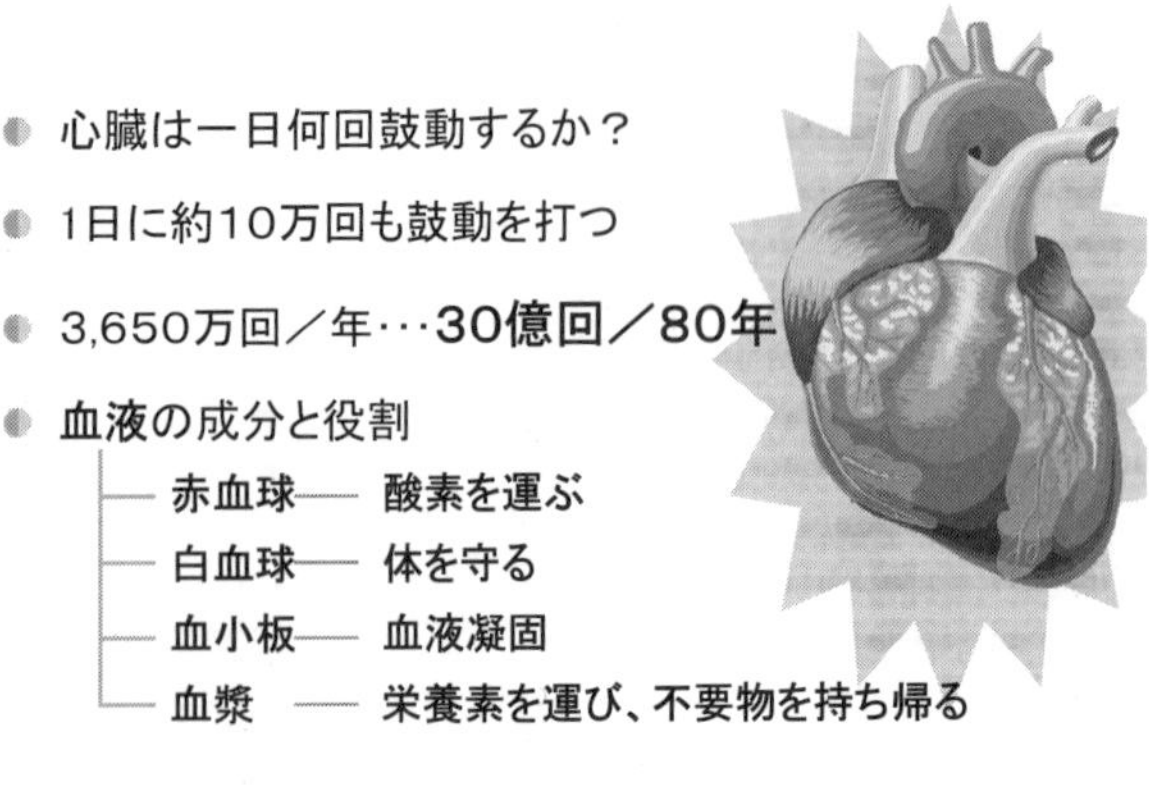
心臓は一日何回鼓動するか？
1日に約10万回も鼓動を打つ
3,650万回／年･･･30億回／80年
血液の成分と役割
赤血球── 酸素を運ぶ
白血球── 体を守る
血小板── 血液凝固
血漿 ── 栄養素を運び、不要物を持ち帰る

17　心臓は頑張っている！

心臓というのは一日に何回動いているかご存知でしょうか？　大体一分間に七〇～八〇回心拍しますので、計算すると一日に一〇万回動くことになります。一年間にしたら三、六五〇万回、八〇年で三〇億回もの数を、一度も止まらずに心臓は血液を送り続けているのです（図3－5参照）。身の周りを見渡してみても、八〇年間も持つような電気製品は一つとしてありません。心臓は私たちが活動しているときはもちろんのこと、寝ている時でも、一生懸命働き続けているのです。そう考え直すと、これだけ頑張っている心臓に対しては自分自身で労わらないといけません。ありがとう。心臓さん。

図3-6　脳血流

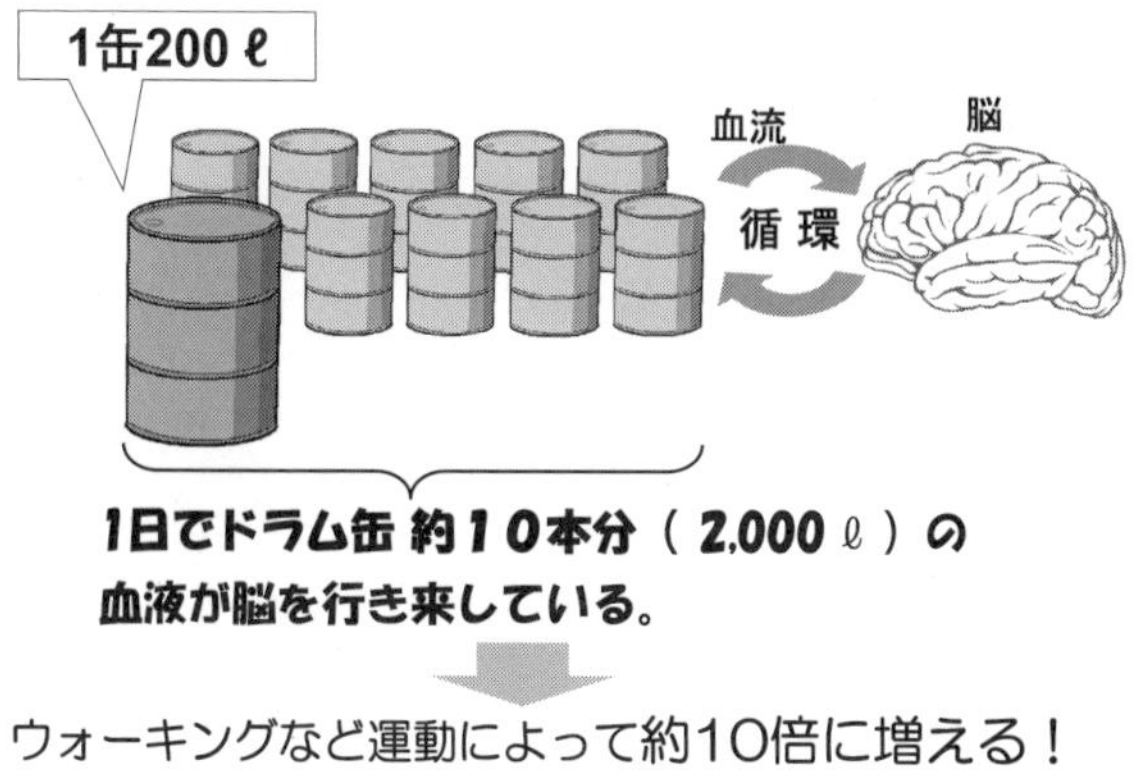
1缶200ℓ
血流
脳
循環
1日でドラム缶 約10本分（2,000ℓ）の
血液が脳を行き来している。
ウォーキングなど運動によって約10倍に増える！

18　運動は脳に送る血流を活発にする

私たちの脳は酸素や栄養素をたくさん消費します。それらは血液にのって脳へ送られるのですが、では一分間に心臓から脳に送られる血液はどれぐらいでしょうか？　①コップ一杯、②ペットボトル、③一升瓶、④灯油缶、⑤酒樽。正解は、一分間に一・四リットルほどなので、③の一升瓶がイメージとしては最も近い量です。これを一日あたりに換算すると二、〇〇〇リットル、即ちドラム缶一〇本分ほどの量の血液が、心臓から脳に毎日送られているのです（図3-6参照）。ウォーキングをはじめ、運動はこの血流をおよそ五～一〇倍に増やすということが知られています。運動によって脳の血流が増えるということは、新鮮な栄養分がよりたくさん脳に届けられるということになります。そう考えると、運動が脳に良いということが理解できると思います。

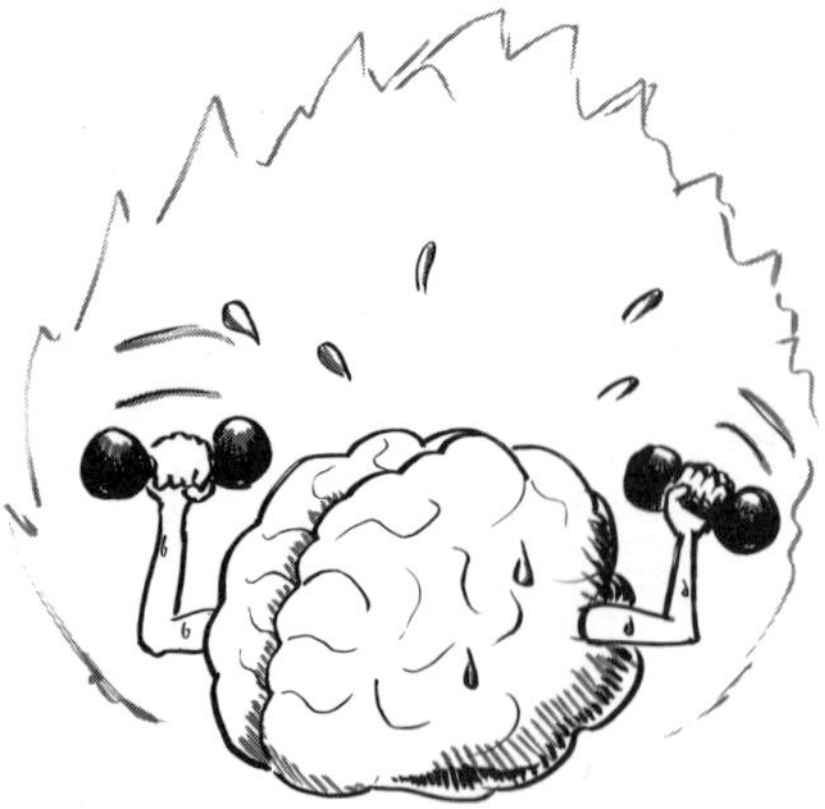

図３-７　たとえばこんな活動から始めてみては？

＜家でできること＞
・新聞、本の音読
・日記をつける
・手紙を書く
・身近な物の鉛筆スケッチ
・床、トイレの掃除
・お菓子を焼く、料理をする
・庭の手入れ
・詰め将棋

＜その他の活動＞
・カメラ撮影
・ゲートボール
・水中ウォーキング
・カラオケ
・社交ダンス
・太極拳
・俳句
・野鳥観察

19　手足を動かすと脳は活性化する

国立長寿医療センター（愛知県大府市）で行った認知症の研究があります。認知症というのは二通りあり、一つはアルツハイマー症の認知症と、もう一つは脳血管障害（脳卒中）の認知症です。脳血管性で起きてくる認知症には、手足を動かしたり、レクリエーションを行ったりすることが効果的で、記憶力を改善すると言われています。手足、すなわち、親指、小指、足や足の指、さらには口も全て脳につながっているのです。これを細かく動かすようなこと、たとえば裁縫をすることなどは、脳を刺激することに繋がるのです。歌を歌うことでも良いし、ガムを噛むことでも良い。体を動かす、レクリエーションをする、笑う、悲しむ、全て脳に直結しています。これをまず理解していただきたいと思います（図3-7参照）。

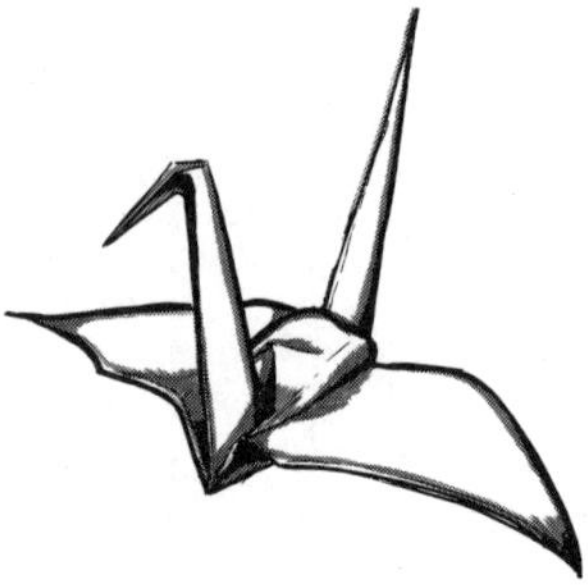

20　歯は健康の源

歯は脳の機能にとって重要な役割を果たしているといわれています。歯でしっかりとものを噛んで食べると、その刺激は脳に伝わり脳を刺激してくれます。ガムを食べると脳は活性化するのもその理由です。最近、歯の病気（たとえば歯周病）や歯のかみ合わせの悪さは、体に病気を起こすことがわかってきました。歯周病菌が血管を通って血管の内壁に付着して炎症を起こし、動脈硬化、心筋梗塞、脳卒中に進展するといわれています。歯の病気といって甘く見ていてはいけないということです。また、かみ合わせの悪さが、体を歪ませる原因となり、頭痛、肩こり、腰痛になるとも言われています。歯周病を治し、口腔内ケアをしっかり行い、かみ合わせを正しく行えるように歯の治療をすることが大切です。

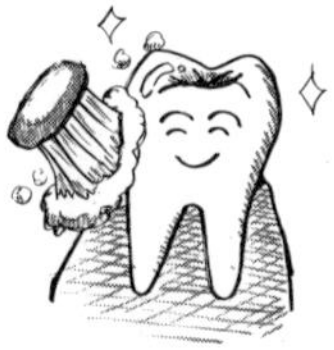

図3-8　脳は"楽"したがる♪

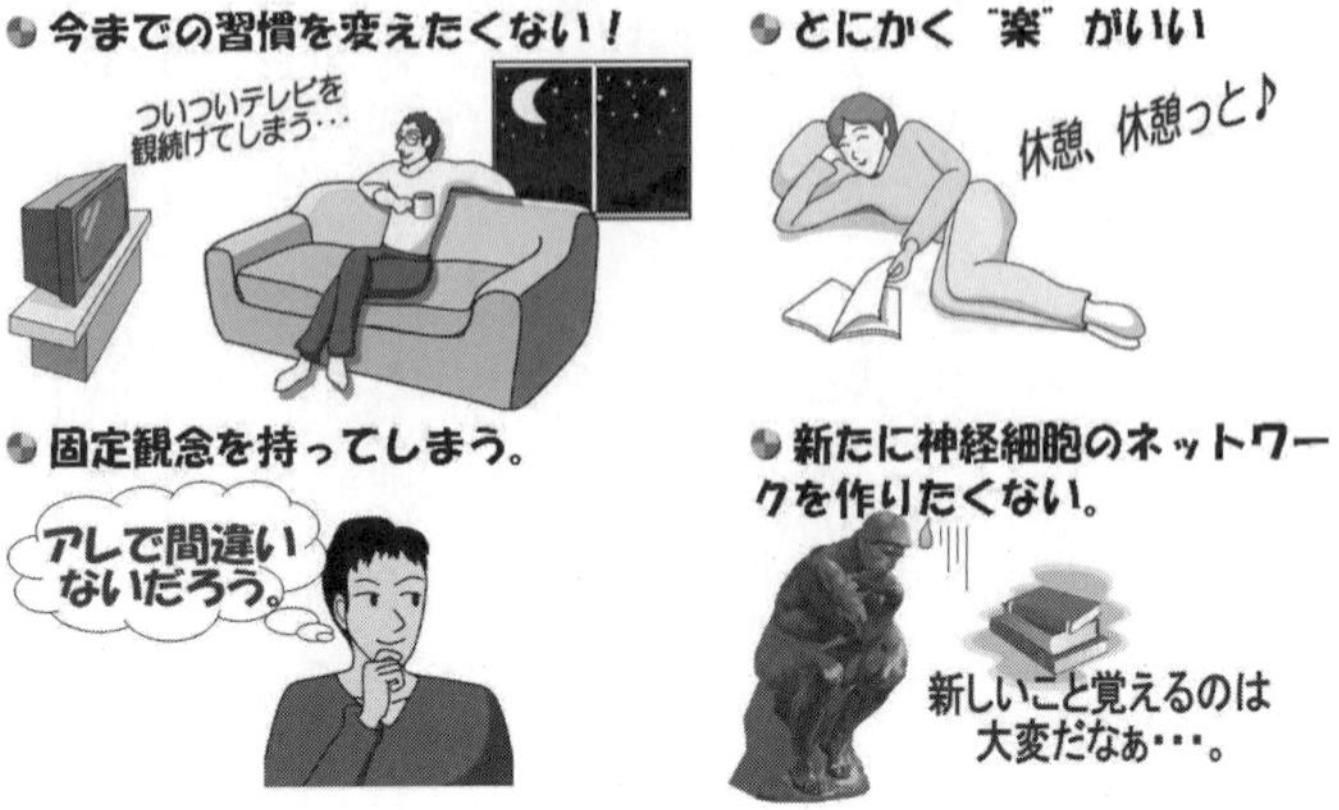
今までの習慣を変えたくない！
ついついテレビを
観続けてしまう・・・
とにかく"楽"がいい
休憩、休憩っと♪
固定観念を持ってしまう。
アレで間違い
ないだろう。
新たに神経細胞のネットワークを作りたくない。
新しいこと覚えるのは
大変だなぁ・・・。

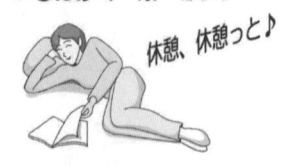

21　脳は楽をしたがる

私たちの脳は、楽をしたがるように働いてしまいます。脳は基本的に怠け者です。すなわち、上図にあるように、①今までの習慣を変えたくない。習慣が変わるとストレスになり、いやだ。②固定観念を持ってしまう。新しい考えを持つことは労力が要る。③ゆっくりと休みたい。④勉強したくない。人と会いたくない。新しいネットワークを作りたくないと思ってしまうのです。確かに、新しい友達や親友を作ることは、気も遣うし大変でしょう。たとえそれが脳に良いのだと分かっていても、反面それを拒否したがるのです（図3-8参照）。しかし皆さんは今、楽をしないでこの本を手にし、読まれています。脳を鍛えたいと思う気持ちを行動に移されているのは、実に素晴らしいことだと思います。

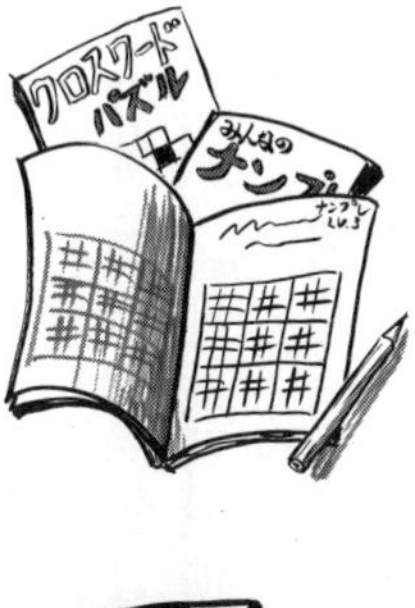

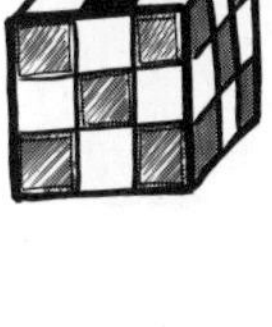

図3–9　養生訓《ようじょうくん》

- 貝原益軒の著。
- 健康な生活の暮らし方
- 長寿のための身体の養生だけでなく『こころ』の養生も説いている。

人生の三楽

一、道を行い、善を積むことを楽しむ
二、病にかかることのないのを快く楽しむ
三、長寿を全うすることを楽しむ

養生訓の要点

・腹八分目
・毎日少しずつ身体を動かす。
・食後は三百歩ほど歩く。
時には五、六町ほど歩く。
・睡眠が長いのは良くない。
・昼寝も良くない。

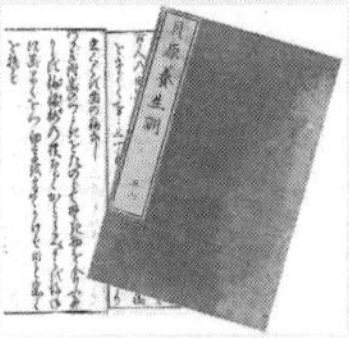

22　貝原益軒の養生訓から学ぶこと

早寝早起き、決められた食事、毎朝のウォーキング、このように自らの生活を規則正しく行うことこそが大切です。漢方でも必ず出てくる貝原益軒は、福岡県の偉人で、本草学者として有名であり、『大和本草』を作りました。また『養生訓』も著していて、こころの養生を説いています（図3–9参照）。「人生の三楽」として、「道を行い、善を積むことを楽しむ」、「病にかかることのないのを快く楽しむ」、「長寿を全うすることを楽しむ」ということを掲げています。また、その長寿を全うするための条件の一つとして、あの時代に、既に「腹八分目」ということを提唱しているのです。実際に、この貝原益軒という人は八四歳まで長生きし

図3-10　睡眠時間と寿命

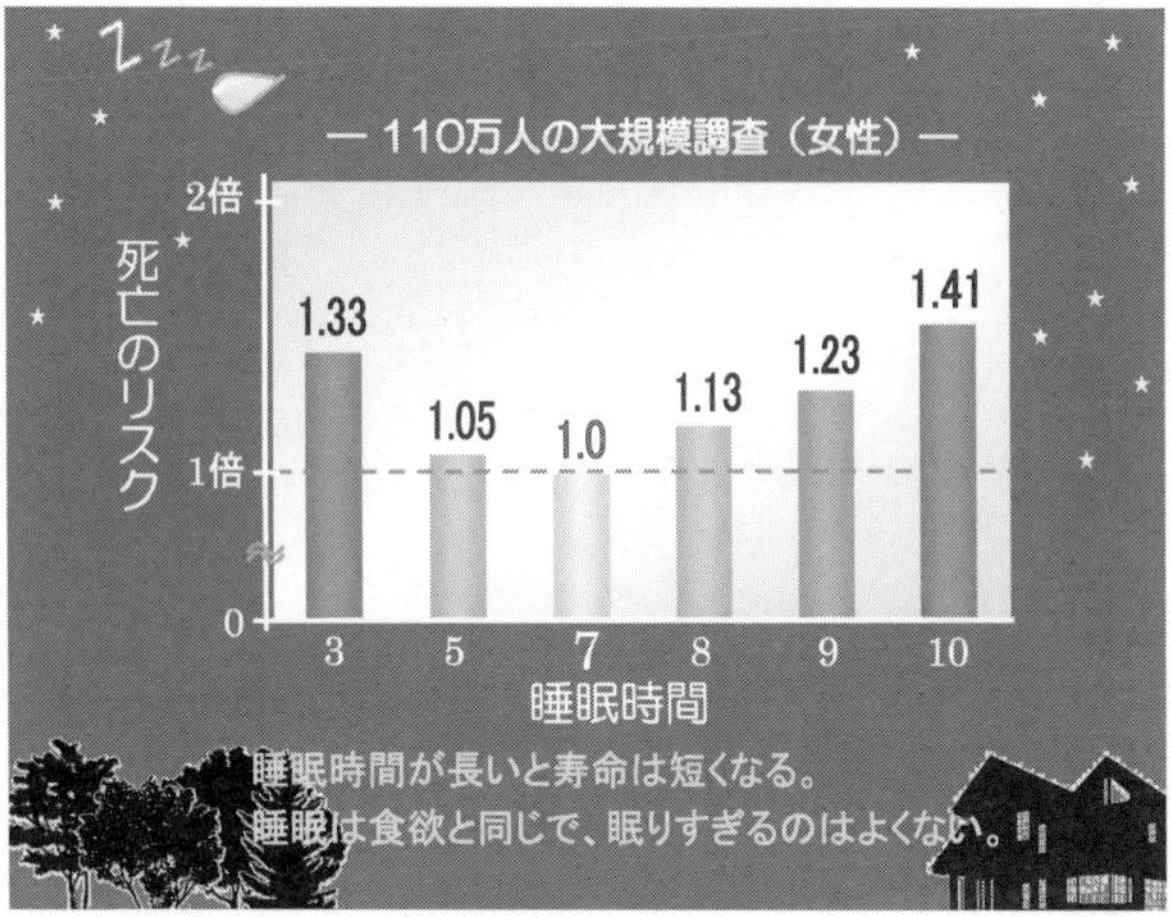

資料）Daniel F. et. al.（2002: 59: 131−136）

ています。あの時代に八四歳まで長生きされたのは驚きです。さらに貝原益軒は「腹八分目」に加え、「食べたら少し歩きなさい。三〇〇歩、時には五〇〇、六〇〇メートルほど歩きなさい」、「睡眠が長いことは良いことではありません」と説明しています。実際に最近のデータで、一一〇万人を調査した結果、七時間睡眠が最も死亡率は少なく、それ以上長くなればなるほど死亡率が高くなるということが分かっています（図3-10参照）。逆に、短いほうがまだ死亡率は低いのです。八～一〇時間と長く寝るのは気持ちが良いものですが、それが必ずしも体に良いというものではありません。睡眠も食欲と同じで、眠り過ぎるのはかえって良くないことを覚えておいてください。適切な睡眠時間で起きるということが重要なのです。

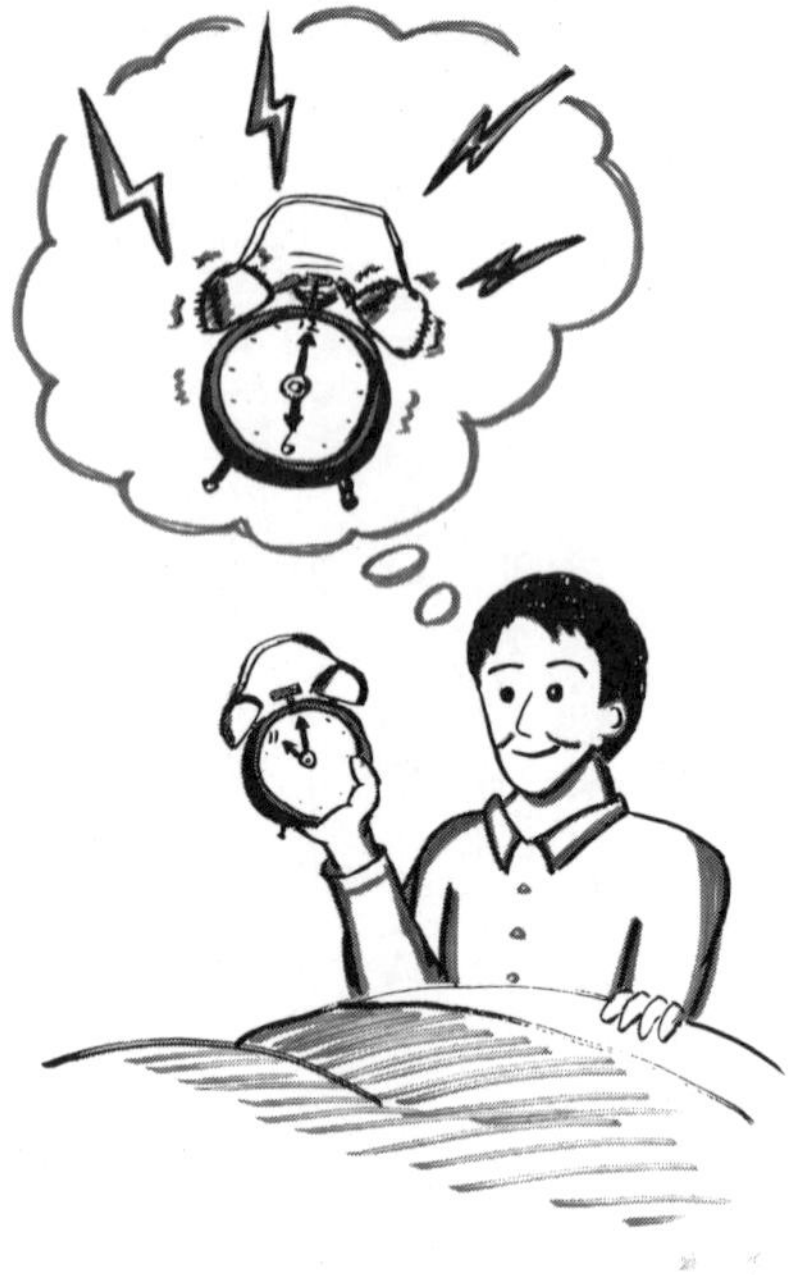

第3章
「脳を鍛える実践問題①」

簡単な計算問題をスピーディーに解いてみましょう。

① 5 + 8 + 3 + 9 − 7 − 1 + 4 + 2 + 6 = □

② 15 + 28 − 19 + 17 = □

③ 1 + 3 + 5 + 7 + 9 + 11 + 13 + 15 + 17 + 19 = □

④ 1 × 2 × 3 × 4 × 5 = □

⑤ 1000 から 18 を繰り返し引いて、15回引いたら数字はいくつになるでしょうか？

⑥ 1から100までの数字を1つ1つ足していくと、合計の数はいくつになるでしょうか？

⑦ 下のマス計算表を全部埋めてみましょう。（※ 縦と横の数字をかけた数を空欄に書き込みます。）

×	3	5	7	4	8	6	2	9	13	11
2	※6									
4										
6										
5										
3										
7										
9										
8										
12										
14										

第3章　問題の答えと解説

答え

① **29**

② **41**

③ **100**

④ **120**

⑤ **730**

⑥ **5100**

⑦

×	3	5	7	4	8	6	2	9	13	11
2	※6	10	14	8	16	12	4	18	26	22
4	12	20	28	16	32	24	8	36	52	44
6	18	30	42	24	48	36	12	54	78	66
5	15	25	35	20	40	30	10	45	65	55
3	9	15	21	12	24	18	6	27	39	33
7	21	35	49	28	56	42	14	63	91	77
9	27	45	63	36	72	54	18	81	117	99
8	24	40	56	32	64	48	16	72	104	88
12	36	60	84	48	96	72	24	109	156	132
14	42	70	98	56	112	84	28	132	182	154

第3章

「脳を鍛える実践問題②」

下の各問題の数字やアルファベットの並びはある規則性に沿って並べられています。"?"に入るものは何でしょうか？

① 2 4 6 ? 10 12

② 1 2 4 ? 16 32

③ 1 2 4 ? 11 ?

④ 1 2 3 ? 8 13

⑤ S M H D ? M Y

⑥ S M T W ? F S

⑦ J F M ? M J ? A S ? N D

※ 答えは次ページ下

第3章
「脳を鍛える実践問題③」

並べ替え問題です。次の文字を並べ替えて言葉を作ってください。

① て　さ　ん　ぼ

② く　ね　す　っ　れ

③ い　ぞ　れ　こ　う

④ い　け　と　う　こ　う

⑤ な　け　わ　お　ん　き

⑥ た　ば　み　ん　く　せ　さ

⑦ き　の　た　う　を　る　え

⑧ け　う　だ　ん　し　ん　こ　ん

⑨ ば　さ　い　せ　ん　い　ど　い　ん

⑩ せ　し　か　い　び　ょ　ゅ　ん　か　つ　う

第3章 問題②の答え：①8　②8　③7、16　④5　⑤W：Weak
⑥T：Thursday　⑦A：April、J：July、O：October

第3章
「脳を鍛える実践問題④」

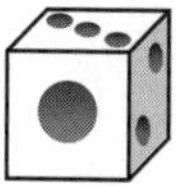

下の図はサイコロの展開図です。この中でサイコロの形になる展開図が3つあります。それはA～I のうちどれでしょうか？

A

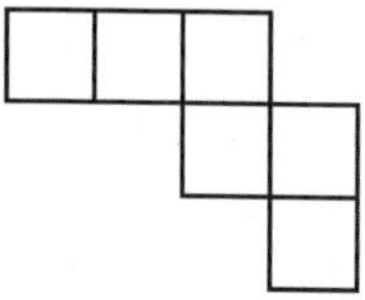

B

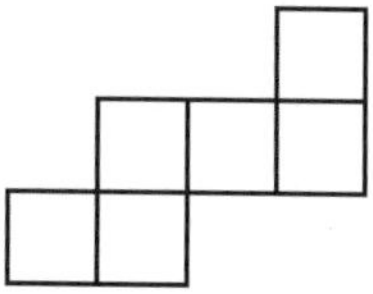

C

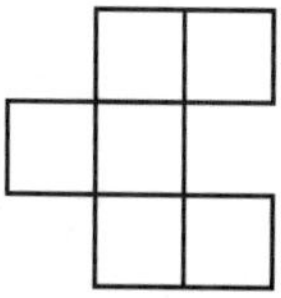

D

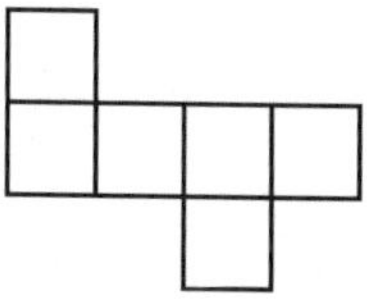

E

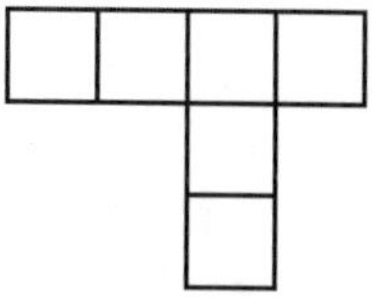

F

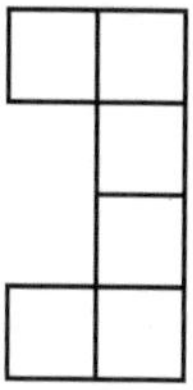

G

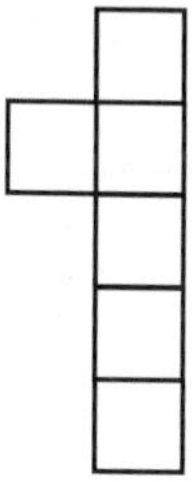

H

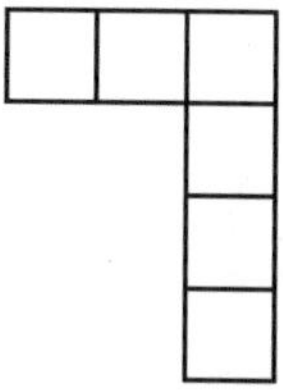

I

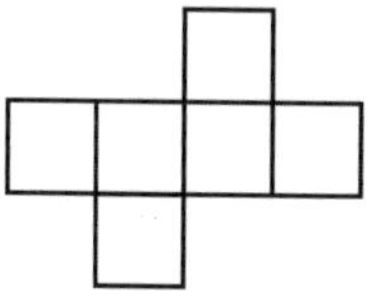

第3章 問題③の答え：①サボテン ②ネックレス ③冷蔵庫 ④蛍光灯 ⑤沖縄県 ⑥洗濯ばさみ ⑦脳を鍛える ⑧健康診断 ⑨裁判員制度 ⑩生活習慣病

第3章
「脳を鍛える実践問題⑤」

下の図は鏡に映した時計を見たものです。それぞれ何時何分でしょうか？（注意：90°、180°回転した時計もあります。）

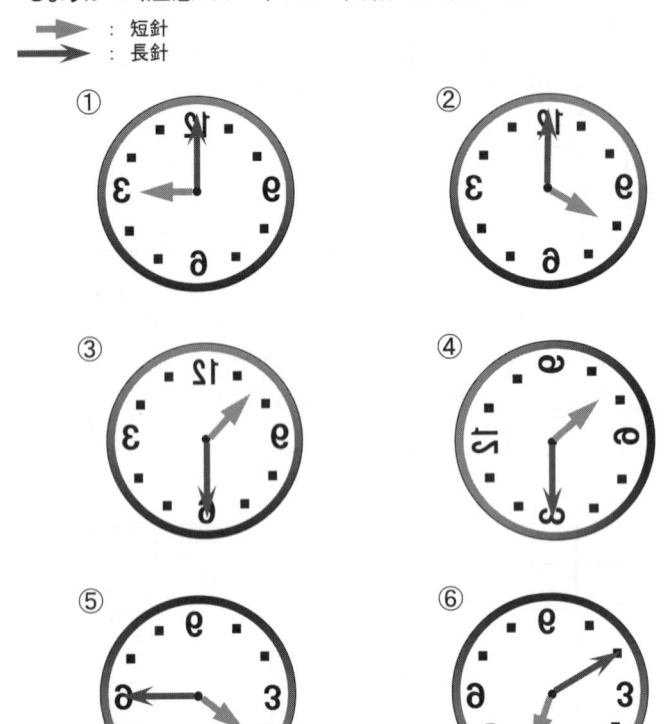

：短針
：長針

①

②

③

④

⑤

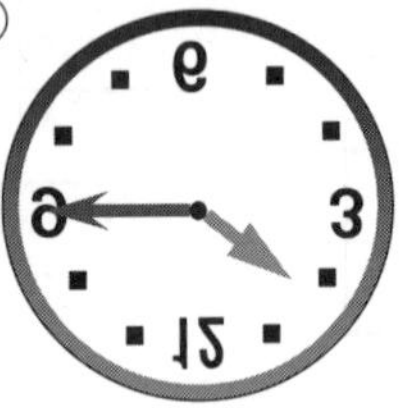

⑥

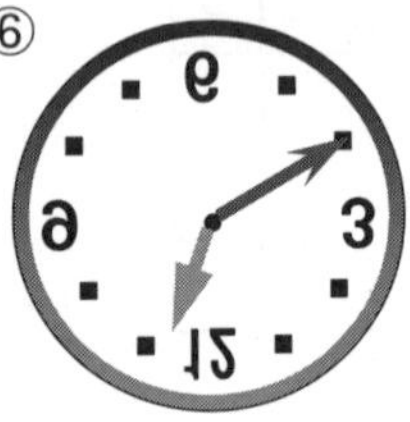

第3章 問題④の答え： B、D

第3章
「脳を鍛える実践問題⑥」

漢字組み合わせ問題です。□に共通した漢字1文字を入れると、4つの漢字になります。□に入る漢字は何でしょう。

①

　五
矢□隹
　疋

②

　門
九□寺
　生

③

　利
木□市
　口

④

　玄
火□丁
　力

⑤

　西
之□分
　女

⑥

　一
足□ヒ
　少

第3章 問題⑤の答え：① 3時、 ②8時 ③10時半（30分） ④7時15分 ⑤1時45分 ⑥11時20分

第3章 問題⑥の答え： ①口（吾、唯、足、知） ②日（間、時、星、旭）
③木（梨、柿、杏、林） ④田（畜、町、男、畑）
⑤米（粟、粉、娄、迷） ⑥止（正、此、歩、址、趾）

第4章
考え方を変えれば人生が変わる

23 元気な人には理由がある

認知症になりにくい人とはどんな人なのでしょうか？　大友英一さんという有名な神経内科医の先生が、長い間患者さんを診てきて気付いたことは、いつも元気な人の条件とは、

①　血圧が正常
②　しかし意外と無頓着
③　太りすぎてはおらず
④　両親も長生きしている
⑤　大部分の人が大病の経験がない
⑥　たばこは吸わない
⑦　深酒しない
⑧　運動をしている
⑨　筆まめである

とのことです。(1)　何となくわかるような気がします。その本の中でどんな職業の人が認知症にな

りにくいかが書かれていますので紹介します。

①　表現に頭を使う人（作家、画家、演奏家など）

②　政治家

③　財界人

④　料亭の女将

いずれの職業の方々も頭を使い、気を使い、そして自分の仕事をエンジョイしておられるからではないでしょうか。

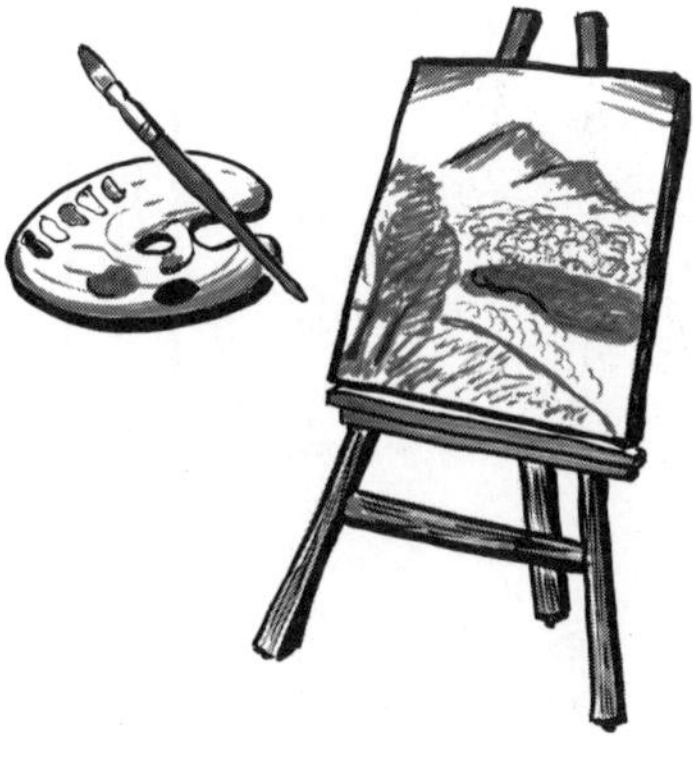

図 4−1　生活を楽しむ男性ほど脳卒中などの死亡率は低くなる！

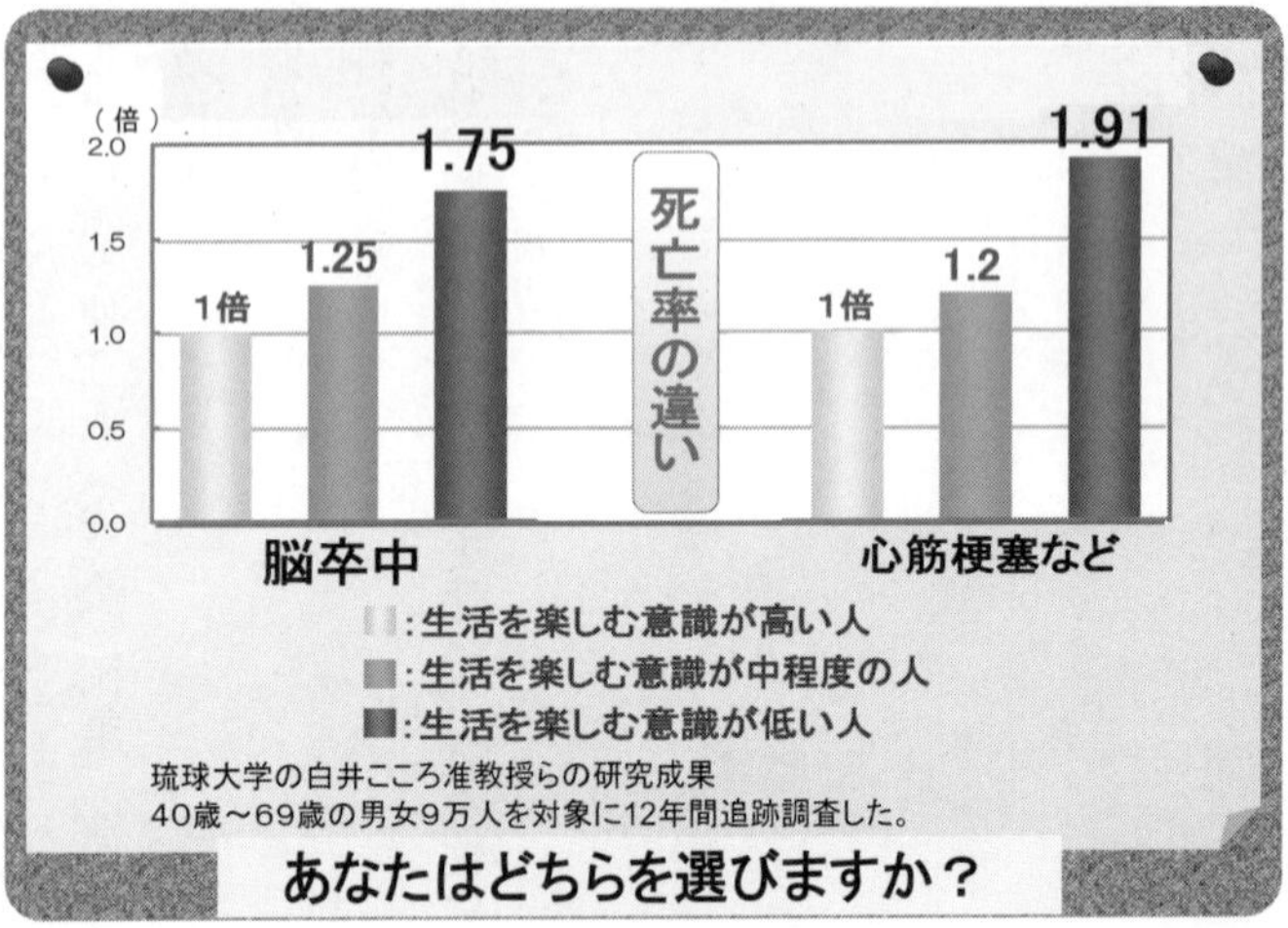

資料）Kokoro Shirai, PhD., et. al.（2009: 120: 956−963）

24　長寿の秘訣は生活を楽しむこと！

そしてもう一つ、琉球大学の先生が最近出された興味深いデータがあります。それは四〇歳から六九歳の男女九万人を、一二年間という長期に渡って調査した結果です。生活を楽しむ人、まあまあ楽しむ人、生活を楽しむ意識が低い人に分け、それぞれの寿命を調べたものです。その結果、生活を楽しむ人のほうが長生きだということがわかりました（図4−1参照）。楽観的で前向きな人、生活をエンジョイしている人のほうが長生きできるということなのです。「どうせ八〇歳くらいで死ぬのだから」ではなく、「がんばって生きていこう、働いていこう」という人です。

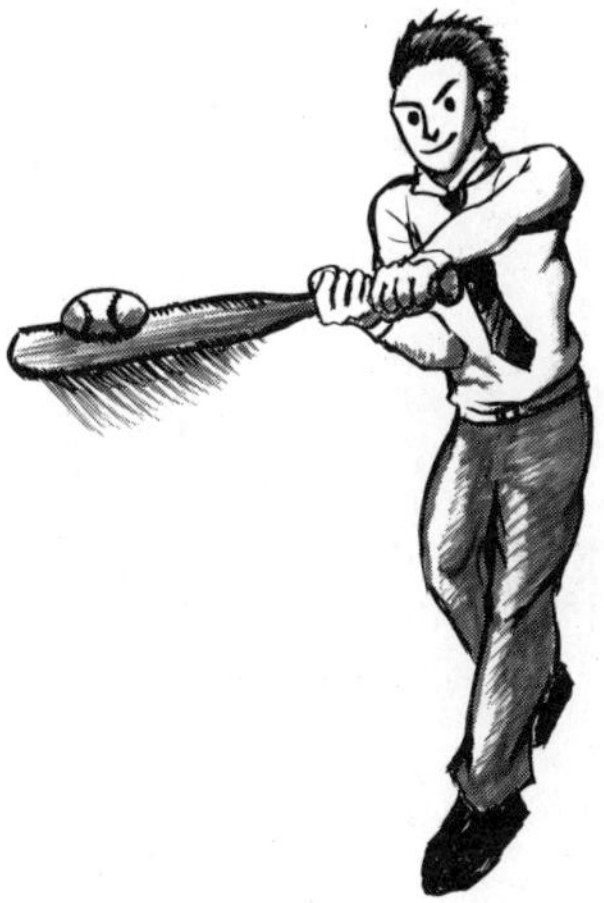

25 生活習慣を変えるには心から

約一万人の方を二年間フォローした結果、人生に満足している人は健康であるという結果をまとめた論文も報告されています。自分が満足した人生を送っている、実践しているのだという気持ちが病気にならない体をつくるのです。「病は気から」というのはまさにその通りです。

アメリカの心理学者ウィリアム・ジェームスの言葉に次のようなものがあります。

・心が変われば態度が変わる
・態度が変われば行動が変わる
・行動が変われば習慣が変わる
・習慣が変われば人格が変わる
・人格が変われば運命が変わる
・運命が変われば人生が変わる

結局生活習慣もそうですが、自分自身の脳が、心が変わらなければいくら頭で理解していてもなかなか変えることができません。本当に生活習慣を変えるのだという強い心を持つためには、生活習慣が変われば自分の人生も変えることができると理解することです。まさに考え方を変えることが、生活習慣には大切なのです。運動、それから食事が大切なのは誰でもわかっています。本当にわかっているかどうかということは、自分との比較なのです。隣の人と比べて自分は太っている、痩せているではなくて、昨日の自分と比べて昨日よりも自分はどれだけ成長したか、明日は今日よりもどれだけ成長できるかという心の持ち方が大切なのです。生活を変えるのは難しい。だから生活習慣病は「性格習慣病」とも言えるのです。

26 三浦雄一郎さんの元気力

以前、三浦雄一郎さんにお会いしたことがあります。この方は六七、六八歳の頃大変に太ってしまいどうしようかというときに、自分に目標を定めて頑張ったと仰いました。その目標は、「七〇歳でエベレストに登頂しよう」というものです。その目標に向かって、歩く練習や食事の管理を、毎日しかし無理なく続けた結果、ついにエベレスト登頂を果たしたのです。私は三浦さんが七二、七三歳の頃にお会いしたのですが、「また七五歳で登るぞ!」と言っておられました。実際に数年前に登られました。本当にすごいことです。しかし、何も三浦さんだから登れたというわけではありません。三浦さんが、目標を持って、練習や食事管理を続けたから登れたのです。三浦さんも、運動不足で太りすぎて、始め二〇〇メートルの山すら登れなかったと仰っていました。どんな小さな山でも、登ろうと考え行動に移さないと決して登れません。三浦さんからいただいた本(2)には「焦らない、無理しない、頑張らない」という言葉が書かれていました。この方のお父さん(三浦敬三さん)もまた長生き(一〇一歳)されました。目標をもつこと、希望をもつことがとても大切です。

27 私の健康法と好きな言葉

私が実践している健康法を紹介したいと思います。

食事　基本的には一日二食です。夜は米は食べません。できるだけ野菜を中心に、魚や肉も食べるようにしています。

お酒　以前は毎日欠かさず飲んでいましたが、最近は週末以外は家では飲みません。外食やパーティーで進んで飲みます。

タバコ　以前は吸っていましたが、完全にやめました。

運動　毎朝六時に起きて約一時間ウォーキングをしています。雨の日も。週五日以上は歩いています。一日一万歩以上は歩いています。続けるコツは、歩く時間がない時は十分間でも必ず歩く習慣をつけることです。また楽しむことです。私は、毎日歩くコースが違います。その日の気分でコースを決めます。また歩きながらクラシック音楽をＦＭ放送で聞いています。いろいろなことが頭の中で整理でき、非常にリラックスした気分になれます。ウォーキングの後は二〇〇回の腹筋を行っています。上半身を軽く上にあげる程度なので、それほど大変ではありません。

記録 毎日の体重と体脂肪率を朝必ず測定してカレンダーに書きます。また、歩いた歩数も書きます。

サプリメント ビルベリー、クロセチン、総合ビタミン剤は毎日飲んでいます。

お祈り 毎朝、手を合わせて、昨日無事に過ごすことができたことのお礼とその日の健康を祈ります。感謝です。

以上が、私の健康法ですが、その人にあった健康法を見出すことが大切です。

つぎに、私の好きな言葉を紹介します。

・「夢みて行い、考えて祈る」

故山村雄一元大阪大学総長の言葉です。私は薬の研究者ですが、夢は、医療に貢献できる薬の開発につながる研究を行うことです。その夢のもとに学生さんたちと研究を行っています。ある仮説に基づいて実験を行い、そこから得られた結果を真摯に受け止めて、深く考えて、真実を突き止めることが大切です。その真実が、医療に貢献できるか否かは神のみぞ知る。すなわち、あとは祈るのみです。自分の夢を信じて、一歩一歩。

・「他人と過去は変えられないが、自分と未来は変えられる！」

過ぎ去ってしまった過去と他人を変えることはできませんが、心すなわち自分と将来は変えることができます。大切なことは、自分の心をしっかりと持つこと。それはすなわち、自分の目標（夢）を持ち、それを信じて情熱を持って進んでいくことであり、そうすることで明るい未来を切り開くことができるのだと思います。

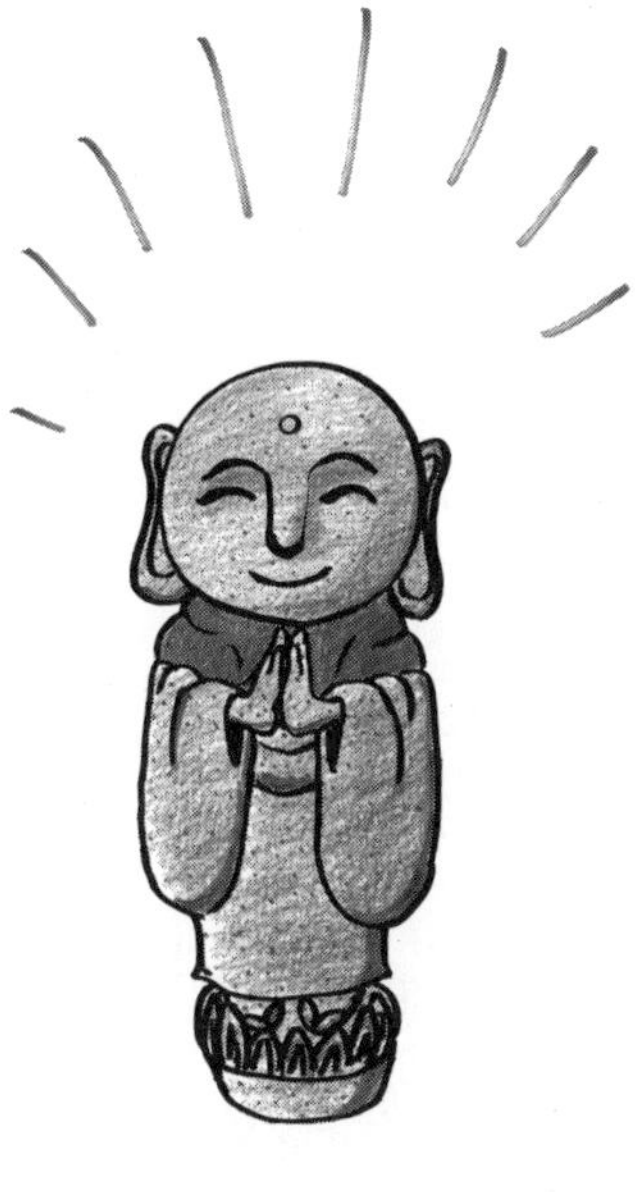

28 ポジティブに生きること

最近出版された『脳にいいことだけをやりなさい!』[3]によれば、我々人間というのは一日に大体六万個のもの事を考えているそうです。その六万個のうち、ほぼ全体の九五%は、毎日同じことを考えています。隣の家のこと、近所のことといった、とくに考える必要のないことを考えてしまっているようです。しかも、そのうちの八〇%はネガティブな事柄なのです。我々人間は、本来ネガティブな考え方をする生き物なのです。なぜならば、我々は長い間、誰かが攻めてくるのではないか、あるいは食べる物がなくなるのではないかといった不安を抱きながら、生きてきたわけですから。悪い経験のほうが良い経験よりも残ってしまうものです。褒められたことというのはそのときは嬉しいのですが、すぐにその気持ちはなくなってしまいます。逆に辛いことや悲しいことは深く記憶に残っているものです。そのことはまさに、脳の中の神経回路が、ネガティブ回路になりやすいことを示しています。しかしこれをポジティブの回路に変えることが重要です。病気になる前から病気のことばかりを恐れて考えていても仕方がないのです。「私の家系はガン家系だからガンになるかもしれない」と不安に思うのではなく、

「病気にならないように生活を変えていこう」というような前向きな考え方を持っていく生き方、ポジティブな生き方が大切です。脳が喜ぶこと、すなわち、笑う、感謝する、幸せを感じる、そういったことを毎日の生活で積極的に自分のために取り入れるのです。しかし、自分が喜ぶことを自分のためだけに行っていては、ただの独りよがりになってしまいます。そうではなくて、周りの人が喜ぶことをしてあげるのです。そうすれば、それは廻りまわって自分のところへ返ってきます。「自分が幸福だから感謝するのではなくて、感謝するから幸福になれる」のです。そのような考えを持って生きていくということが、何より大切ではないかと思います。

29 長寿の本当の目的

なぜ長生きしたくなるのか？　死ぬのが怖いからでしょうか？　簡単にいえば死にたくないからでしょう。しかし、ただ長生きしたからよいというものではないと思います。長生きした人生がその人にとっていかに価値があり充実したものであったか、また周りにとってもそれが祝福されるものであったかではないでしょうか。感性論哲学者である芳村思風（よしむらしふう）氏（昭和一七年奈良県生まれ、三重県在住）の次の詩を紹介したいと思います。

生きるとは

人間において生きるとは、
ただ単に生き永らえる事ではない。
人間において生きるとは、何のためにこの命を使うか、
この命をどう生かすかということである。

命を生かすとは、何かに命をかけるということである。
だから生きるとは命をかけるということだ。
命の最高のよろこびは、
命をかけても惜しくない程の対象と出会うことにある。
その時こそ、命は最も充実した生のよろこびを味わい、
激しくも美しく燃え上がるのである。
君は何に命をかけるか。
君は何のためなら死ぬことができるか。
この問いに答えることが、生きるということであり、
この問いに答えることが、人生である。(4)

よい人生とは、ただ長生きするのではなく、目的を持って夢を持って、それに向かって日々努力をして、それを楽しみ生きていくことなのかもしれません。あまり難しく考えなくてもよいかもしれませんが、簡単にいえば自分の命を生き抜くことであると思います。

（注）

（1）大友英一『ぼけになる人、なりにくい人』（栄光出版社、一九九九年）
（2）三浦雄一郎『三浦雄一郎の元気力』（小学館社、二〇〇五年）
（3）マーシー・シャイモフ著、茂木健一郎訳『脳にいいことだけをやりなさい！』（三笠書房、二〇〇八年）
（4）芳村思風「生きるとは」（〈芳村思風　感性論哲学　公式ホームページ〉芳村思風・感性論哲学の世界：http://shihoo.p-kit.com/）

第5章

生活習慣病と脳疾患

30 一番怖い「脳のエイジング」!

成人の脳は体重の約二%程度で重さは約一・三キログラムです。その中には一四〇億個の神経細胞があり、脳細胞は成人になってからは新しく作られることはないといわれており、一日約一〇万個、一年で三、六五〇万個、一〇年で三・六五億個の神経細胞が死滅しています。一〇〇年生きても三六・五億個しか死滅しませんから、無くなることはありません。多くの人は神経細胞の二~三%しか使用していません。まだ九五%以上残っています。したがって、脳は使い過ぎることはありません。脳は毎日生きています。寝ている時も働いています。睡眠によって記憶は取捨選択され、確実に記憶されるものとされないものに分けられます。また脳細胞は細胞同士がお互いにネットワークを築いて共に生きています。脳に何か変化が起こると、それをお互いに補うような協力関係が構築されています。しかし、脳は血液によって運ばれてくる栄養素、酸素、糖などが途絶えると、すぐにでも影響を受ける臓器です。脳細胞に突然飢餓状態が来ると、そこの細胞群は全滅してしまいます。たとえば、脳卒中などで血液が途絶えると栄養が細胞に運ばれない事態になります。この飢餓状態に早めに気づいて、それを克服することが大切です。

そしてもう一つ大事なのが、精神状態、すなわち心の持ち方です。精神状態は脳に大きな影響を及ぼします。これらのいずれもバランスよく保たれる必要があります。脳細胞はストレスに対して弱い組織です。最近急増しているうつ病がそうです。脳は気分がいい時は元気になりますが、気分が悪い（ストレスを受ける）期間が長くなればなるほど病気（うつ）になり易くなります。後述しますが、ご機嫌な人は長生きする、人生を楽しんでいる人は病気にかかりにくいと言われる所以です。脳に良いことをする、良い考えをする、良い習慣を持つことが大切です。脳は「体の司令塔」であることからも、体のエイジングよりも脳がエイジングすることが一番怖い。脳を健康に元気に保てれば、体のエイジングは防ぐことができます。

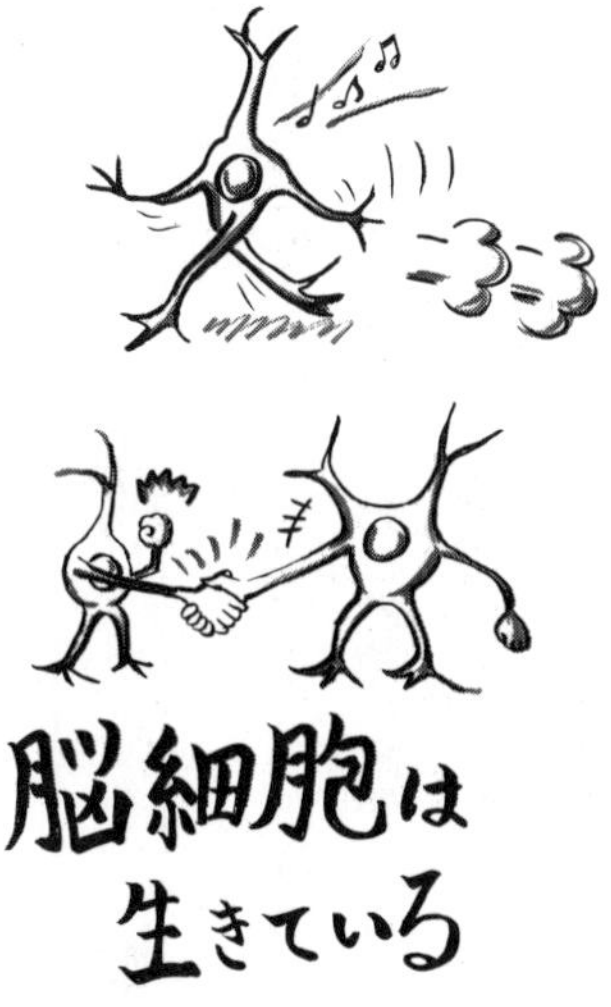

図5−1　脳卒中の模式図

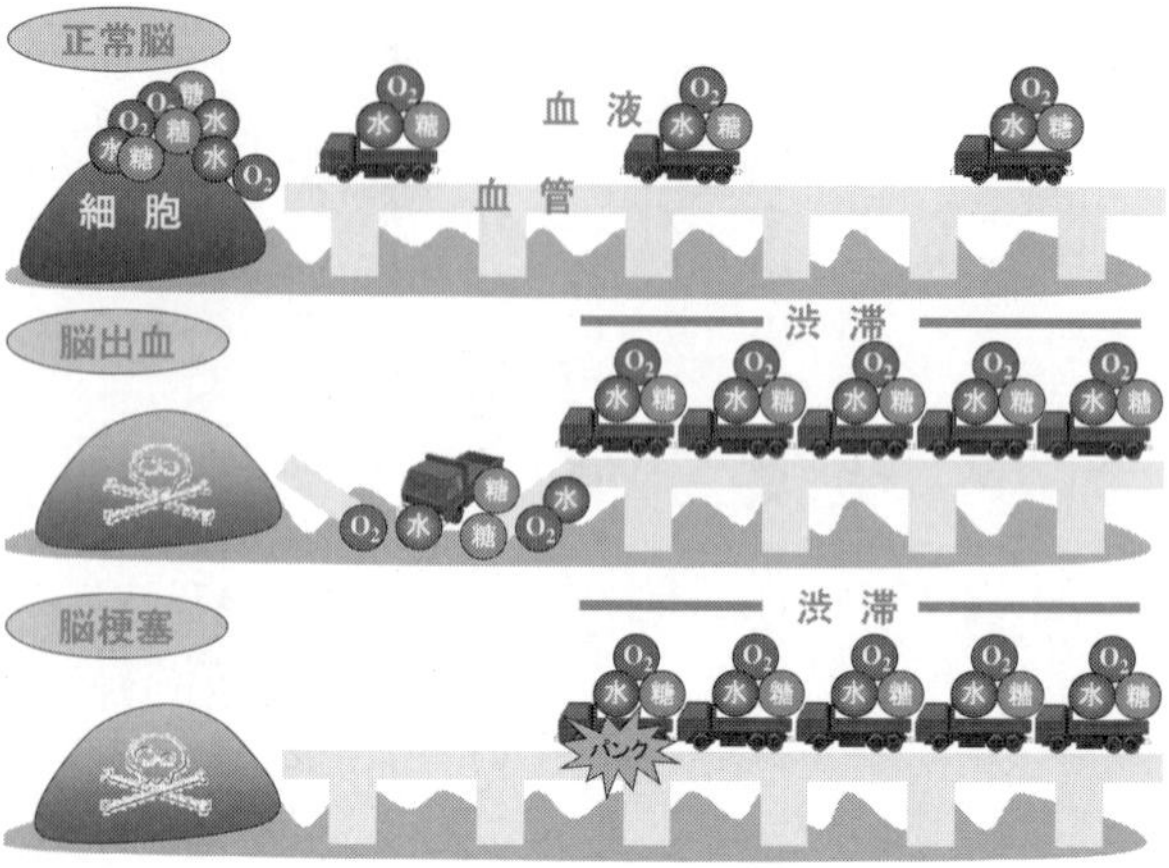

31　脳卒中とはなにか？

生活習慣病で採り上げた疾患の一つである脳卒中とは、どのような病気であるかを、皆さんはご存知でしょうか？　脳卒中の発症には、血管が破れてしまう場合（脳出血）、または血管に脂が詰まってしまう場合（脳梗塞）の二通りがあります（図5−2参照）。分かりやすいように、脳卒中を図5−1のようにイメージ化してみました。まず、左側の島は脳の細胞を表しています。心臓から脳細胞へ伸びている血管を橋げたで表してみました。トラックが血液や酸素や栄養を運んでくれています。脳というものは常に栄養を運ばないとすぐに死んでしまう、デリケートな組織なのです。まず、

図5-2　脳卒中には2つある

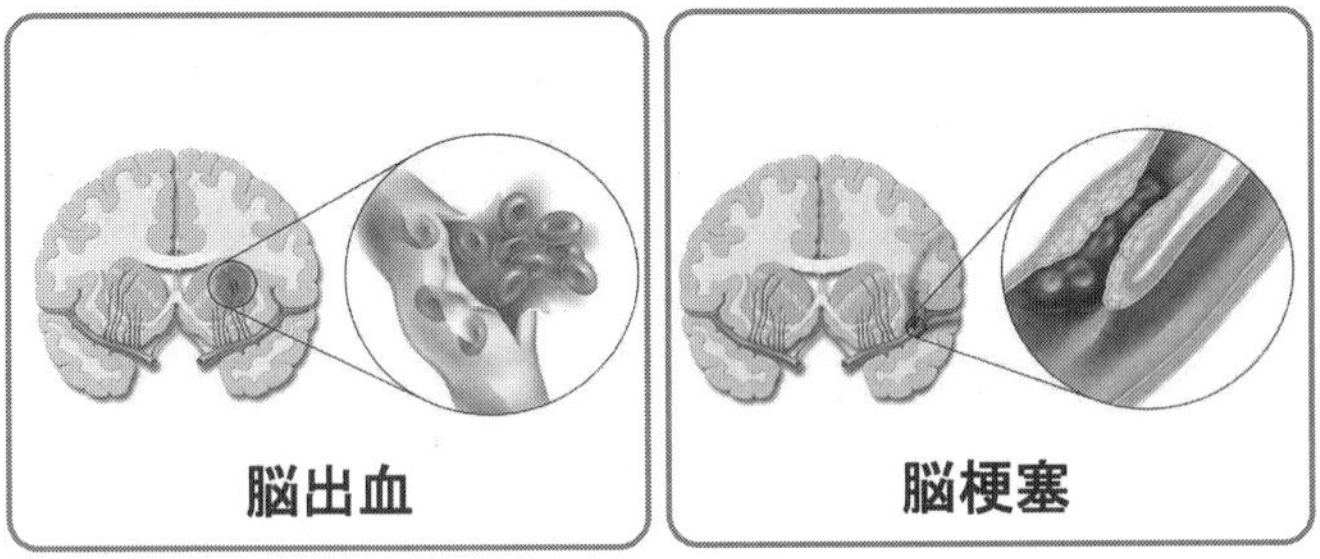

「大塚製薬(株)提供」©Apply All Right Reserved

脳出血は橋げたが壊れてしまった状態です。血管が壊れてしまったので、島で人々が生きるために必要な酸素や食べ物(栄養)を運ぶことができなくなり、人々は死んでしまいます。この場合は、脳細胞(島の人々)はすぐに死んでしまいます。しかも、脳出血はこの橋げたを簡単につなぎ合わせることができません。一方で、脳梗塞は車がパンクしてしまった状態です。一台のトラックが立ち往生してしまったために、後に続くトラックが島に行き着くことができません。脳梗塞の場合は一刻も早くこのパンクした一台のトラックを取り除くことができれば、後ろのトラック、すなわち血液は再度流れ出すことができるのです。しかし、いずれも血液の流れがある時間以上滞り、脳に酸素や栄養が行き届かなければ、脳細胞は結局大きなダメージを受けてしまいます。結果として、意識を失う場合、言語障害や手足のしびれなどの後遺症を伴うこともあります。

図 5-3　脳梗塞の分類

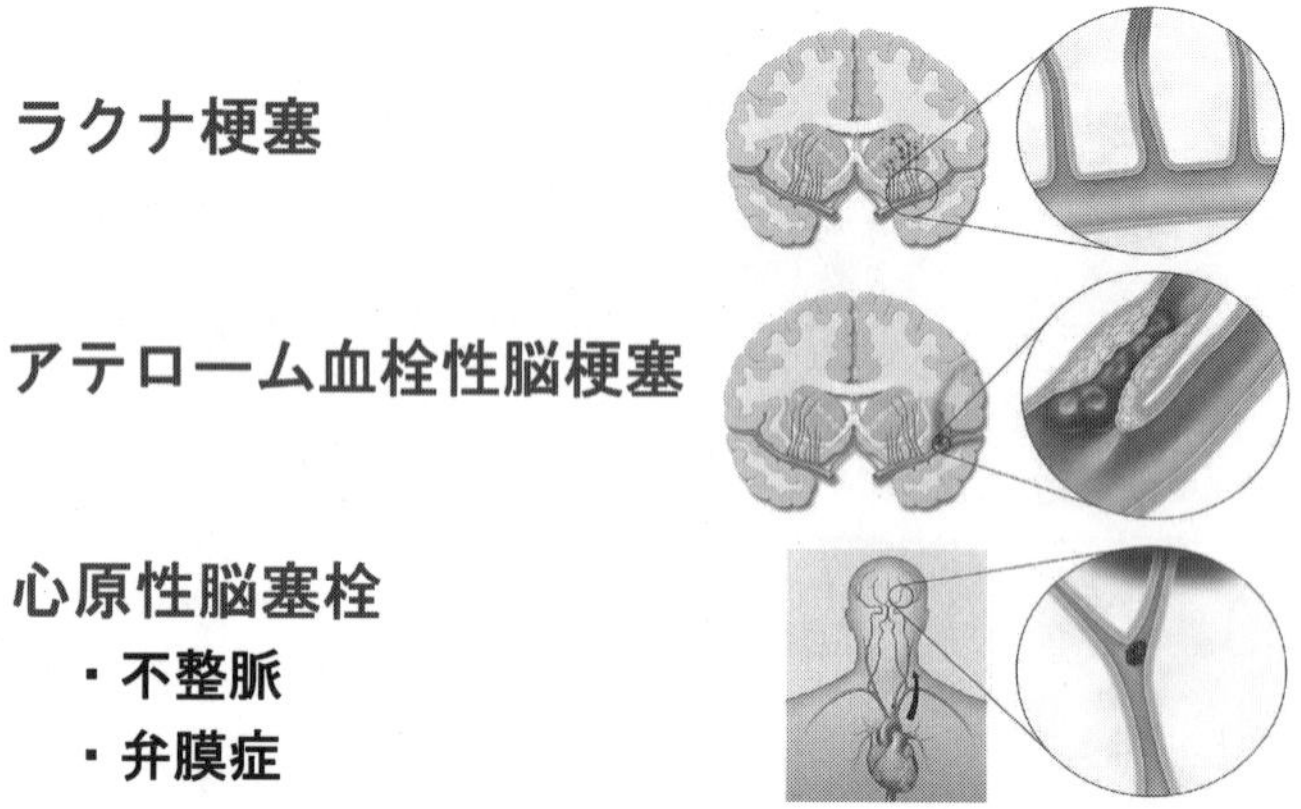

「大塚製薬（株）提供」©Apply All Right Reserved

さらに、脳梗塞にも三つの分類があります。ラクナ梗塞、アテローム血栓性脳梗塞、および心原性脳塞栓です。「ラクナ」というのは〝水溜り〟を意味します。脳の毛細血管が詰まってしまう症状で、これは意外と多くの人々の脳内でも起きている可能性があります。私の脳でも起きているかもしれません。このラクナ梗塞は、気づかないうちに小さな梗塞が起きてしまいますが、その自覚症状もないことから「隠れ脳梗塞」とも呼ばれています。脳ドックに行けば調べてもらえます。これが頻繁に起きているようであれば、今後大きな脳梗塞がおきることを考慮して、薬を処方されることもあります。次にアテローム血栓性脳梗塞ですが、これはドロドロの脂肪が溜まって、脳の血管が詰まってしまうのが主な原因です。また心原性脳塞栓というのは、心臓でできた血液の塊が脳の血管に流され、詰まってしまう症状です（図5−3参照）。

これらの緊急処置として大切なことは、「とにかく倒れたらそのまま長時間寝かせてはいけない」ということです。一分一秒を争って直ぐに病院に連れて行き、治療を施す必要があります。これしか脳梗塞を治す方法はありません。自分の家でゆっくり寝ていたら、その間にどんどん進行していき（脳細胞が死んでいき）、手遅れになってしまいます。夜中であろうが昼間であろうが、とにかく救急車を呼ぶということを忘れないでいただきたい。そのために、ご自身の手帳の電話番号の横に、倒れた場合どこに電話するか（一一〇番でも一一九番でも良いのです）を書いておくことも重要です。自分が、または周りの誰かが、今日、明日にでも倒れるかもしれません。なぜこのように私が注意喚起しているのかというと、脳梗塞は三時間以内に病院に連れて行き、適切な治療を受ければ、かなり症状の進展を防ぐことができるからです。

図 5-4　脳卒中発症のタイプ

- 60歳以上の男性
- 家族に脳卒中で倒れた人がいる
- 血圧が高い
- 糖尿病
- 高脂血症
- 不整脈
- 喫煙する
- お酒を良く飲む
- ストレスを感じることが多い

（血圧が高い〜ストレスを感じることが多い）改善できる

32　脳卒中の危険因子

どのような人が脳卒中になりやすいのかと言いますと、まずは六〇歳以上の男性です（図5-4参照）。女性に比べ、男性が多いのはどうしようもないことのようです。これもある程度遺伝的な要因があるのかもしれませんが、しかし主な原因は、高血圧、糖尿病、高脂血症、不整脈、ストレス、そしてお酒や喫煙です。これらの疾病は、生活習慣の改善によって、ほとんど治そうと思えば治せるものばかりです。また、お酒をよく飲むのなら止めたら良いのですし、喫煙は今から禁煙を始めれば良いのです。しかし、これらの習慣を止めることはなかなか難しい。お酒を飲もうが喫煙しようが、現状の体は何ともないのですから、簡単に「今日からお酒を止めます！」とか「禁煙します！」と決心することができない。そうこうしている内に脳卒中の危険性が、次第にいつの間にか身近に忍び寄ってきています。こんなことにならないように、なるべくならば薬に頼らない予防法を皆さんには身に付けていただきたいと思います。

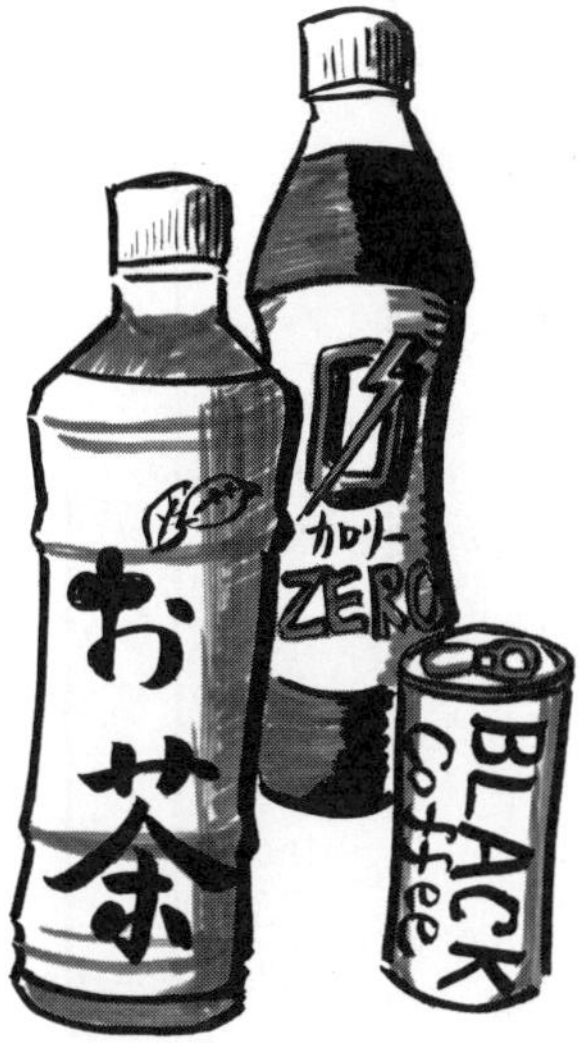

33 脳卒中の前ぶれを見逃すな！

脳卒中の卒は、卒倒（そっとう）（突然倒れる）の卒で「突然」の意味です。中は中毒の中で「あたる」の意味です。したがって、脳卒中とは脳が突然に何かにあたって倒れることです。脳卒中のうち、脳出血には前ぶれ（前兆）はほとんどありません。しかし、脳梗塞には、下記のような前ぶれがあります。

・頭痛・吐き気
・めまい
・耳鳴り
・気を失う
・言葉が出てこない
・ものが見えにくい
・片手や片足が動かない、足がもたつく
・物忘れがひどい

　このような症状が数時間から一日続き、しだいに消失します。このような前ぶれが起きた人は五年以内に約三分の一の人が脳梗塞になると言われています。前ぶれは突然襲ってきます。周りの人はこのような前ぶれが見えたら、まずは病院に連れていくことです。様子を見ようと考えていたら手遅れになることがあります。前ぶれ発見＝病院直行です。

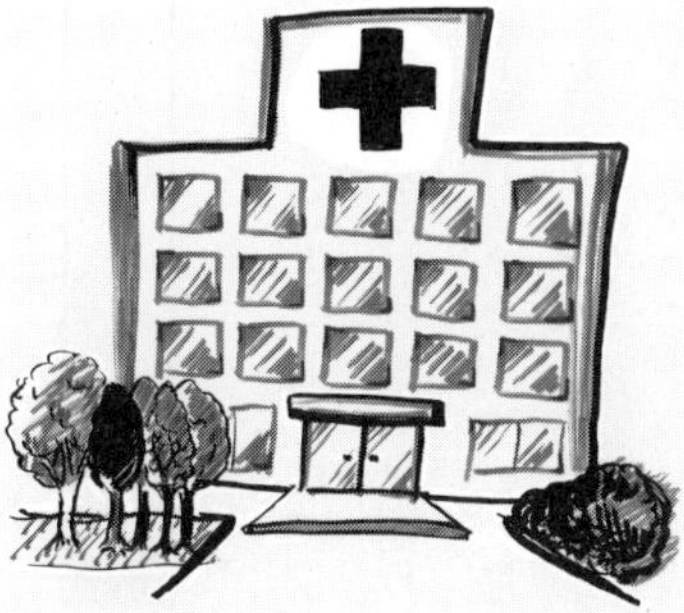

34 脳梗塞の治療薬「エダラボン」

少し専門的な話になりますが、実際に使われている薬をご紹介します。先ほど「脳卒中で倒れたらすぐに病院に連れて行きなさい」と述べた理由の一つに、エダラボンという薬の早期投与が挙げられます。これは商品名「ラジカット」で知られる日本の会社が作った薬ですが、脳卒中になった後に発生する活性酸素、フリーラジカルを消去する薬です。我々は酸素を吸って二酸化炭素を出しています。酸素を一〇〇%吸ったら三~四%は燃えかすとなって体の中に残ってしまいます。それが活性酸素です。消毒に使うオキシドールをご存知でしょうか? あれがまさに活性酸素です。怪我をしたときに傷口に塗ると雑菌を殺すことができますが、あまりに濃い液では皮膚にも刺激になってしまいます。そういう意味でも活性酸素は体に毒なのがお分かりいただけると思います。しかしながら、体内で発生する活性酸素は、単に毒なだけではなく、体の免疫機能やウィルスを殺すという役目も担っています。つまり、過剰な活性酸素が有害なのであって、活性酸素をうまくコントロールしてやれば良い訳です。たとえば、ビタミンやカロテンが多く含まれる緑黄色野菜を摂取したり、または抗酸化作用をもつ成分を配合したサプリメントを摂取したりすることで活性酸素のコントロールは可能です。

また、このエダラボンのように医療用の薬にもその効能が認められています。このエダラボンは、血管が詰まった際に発生する大過剰な活性酸素やフリーラジカルを消去し、脳卒中の障害を改善することが知られています。因みにこの薬は病院でしか使うことはできません。

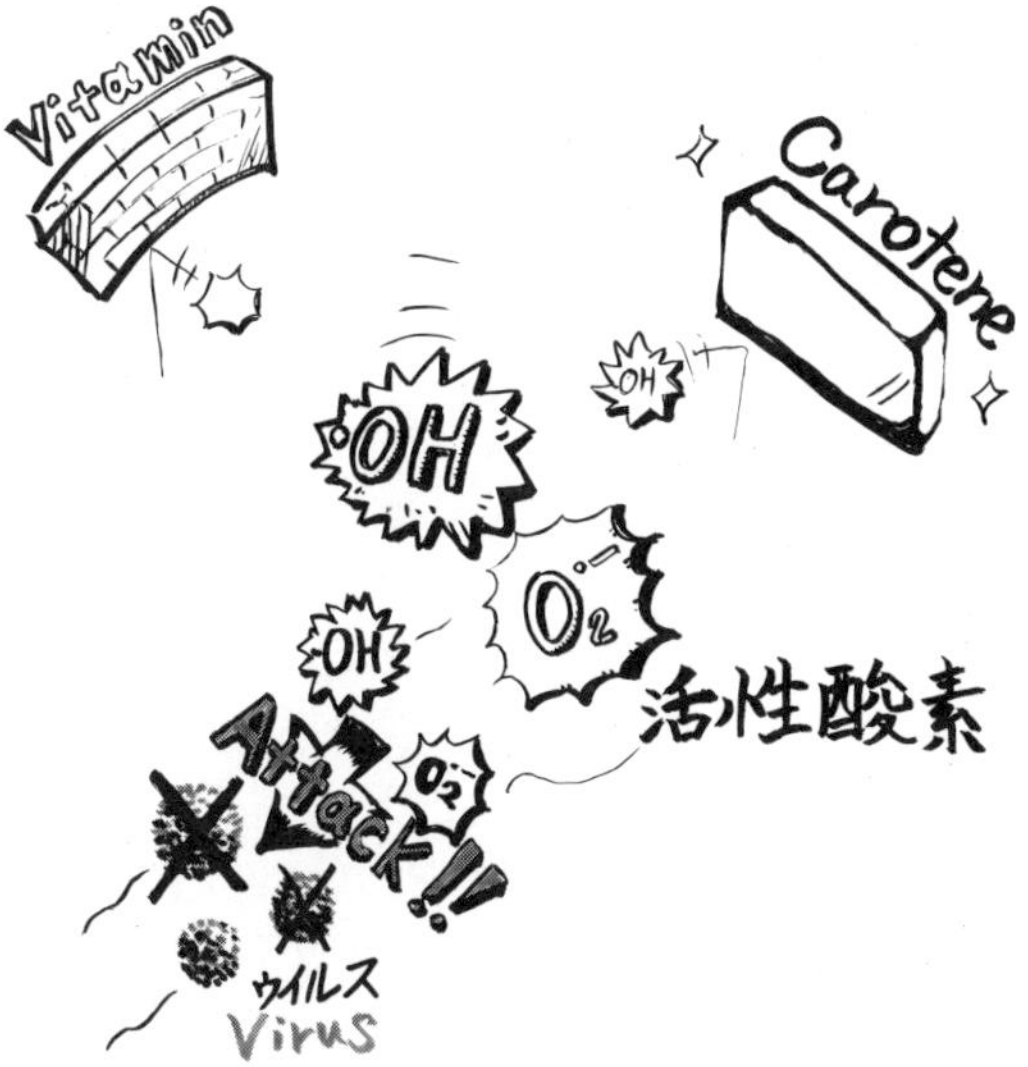

35 脳梗塞の新しい薬「tPA（ティーピーエイ）」

さて、前に「脳梗塞は三時間以内に連れて行かなければもう治らなくなってしまう」と述べましたが、その理由は、詰まった血栓を取る「ティーピーエイ（英訳：tPA）」という薬に関係しています。tPAは実際に売られている薬（病院で医師が処方する医薬品で、一般の薬局で買うことはできません）です。もし倒れて三時間以内に病院に行くことができれば、このtPAを点滴静注することが可能です。そうすると、血管に詰まっていた血栓が溶けて、血液が再び流れるようになります。

しかし、このtPAは「脳梗塞を起こしてから三時間を越えた患者には投与してはいけない」ということになっています。それはいったいなぜでしょうか？　実はtPAの点滴静注により、詰まった血栓は取り除けますが、取れても時間が経ち過ぎた血管のその部位は既にボロボロになっているのです。したがって、血栓を溶かすことで、逆に血管の破れが生じてしまう恐れがあります。つまり、脳梗塞は治せたとしても、その後は逆に脳出血を起こすリスクが高くなります。その判断の基準となるのが、「脳梗塞が起きてから三時間以内」なのです。「三時間」は私たちが想像する以上に短い時間です。

実際の状況を想定してみましょう。あるお年寄りが脳梗塞を起こし、その場に倒れたとします。その方は幸いにも家族と生活していましたので、発見した家族は驚き、直ぐに救急車を呼びました。救急車の全国平均到達時間はおよそ一〇分かかり、最寄の病院までの搬送に二〇分かかりました。しかし病院に着きますと、最初の二〇～三〇分間はＣＴスキャンなどの診察を行います。これだけで一時間がすぐに経ってしまいます。もしも、誰もいない時に倒れたり、寝ている間に起きてしまうと、三時間はすぐに過ぎてしまい間に合わなくなります。これが一番恐しいのです。したがって、その前に起こる前ぶれ（前兆）を見逃がさないで、きちんと対応しておく事が大切です。発見が早ければ早いほど、血栓を取り去った後の脳細胞の障害が最低限に抑えられるのです。

36 アルツハイマー病は生活習慣病か？

脳卒中は高血圧、糖尿病、高脂血症などの危険因子を取り除けば防御できることは、先に述べた通りです。では、認知症（ボケ）の原因であるアルツハイマー病を予防することは出来るのでしょうか。こうすれば絶対にアルツハイマー病にかからないという方法は残念ながらありません。アルツハイマー病は、高血圧、糖尿病、高脂血症などの症状がある場合、発症が二倍になると言われていますが、明確な科学的なエビデンス（証拠）はありません。それは、アルツハイマー病の原因がまだ十分に解明されていないからです。アメリカ人と日本人のアルツハイマー病の罹患率を比べてみますと、圧倒的にアメリカ人の方が高いことが分かっています。それは単なる人種的な違いというよりも、食生活の質の違いが大きいと思います。日本食の良さについては、一四ページで述べた通りで、日本人の長寿の秘訣となっています。

現時点では、アルツハイマー病は生活習慣病と密接に関係しているという十分な証拠はないものの、ある程度は関与しているのかもしれません。したがって、アルツハイマー病を予防するためにも、生活習慣病にかからないようにし、生活習慣を改善することが大切です。バランスの良い食事を心がけ、適度な運動をし、十分な睡眠をとり、あまりストレスを感じることなく、リラックスした楽しい生活を送ることが大切なのです。また、脳は使わないと次第にさびついていき、逆に、使うことによって、脳機能は高まっていきます。定年して何もしないで家にじっとしているとアルツハイマー病に罹り易いのですが、仕事を持っている方や趣味が多く活発に活動している方はアルツハイマー病に罹りにくいのはその理由かもしれません。いろいろなことに興味を持ち、多くの人に積極的に会い、感動を忘れないで生活することです。最近流行りの脳トレーニングなども良いと思います。

第5章

覚えておきたい！

早期発見！脳卒中・脳梗塞の対処法

脳卒中、脳梗塞は早期発見、早期処置が何より重要です。もし身近な人が脳卒中や脳梗塞の発作で倒れた時の対処法を覚えておきましょう。

▶脳卒中の自覚症状とは？

- 片方の手足・顔半分の麻痺・しびれが起こる。
  （手足のみ、顔のみの場合もあります）
- ロレツが回らない、言葉が出ない、他人の言うことが理解できない。
- 力はあるのに、立てない、歩けない、フラフラする。
- 片方の目が見えない、物が二つに見える、視野の半分が欠ける。
- 経験したことのない激しい頭痛が急に起こる。（クモ膜下出血の恐れ）

▶脳梗塞発症時の対処方法

① 発作を起こしたらすぐ救急車を呼びましょう。

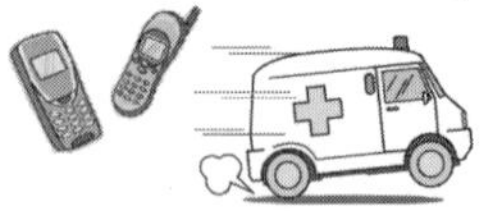

Point!
周囲の人が脳卒中と疑われる発作症状を起こしたら、直ぐに救急車を呼びます。

Caution!
「しばらく様子を見よう」は命にかかわります！可能性がある場合は患者さんを安静にさせ、直ぐに電話しましょう。

② 患者さんを適切な場所に移し、救急車を待ちます。

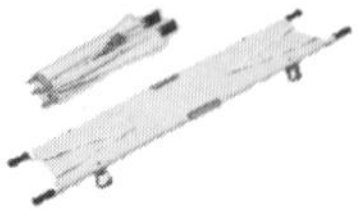

Point!
布団や担架で応急処置がしやすく、風通しの良い日影へ運びます。室内なら、室温を20℃程度にし、換気をよくして照明はやや暗めにします。

Caution!
意識があっても自分で歩かせない！歩くと脳血流量が減少し、症状が悪化する可能性があります。

③ 患者さんを楽な姿勢に落ち着かせましょう。

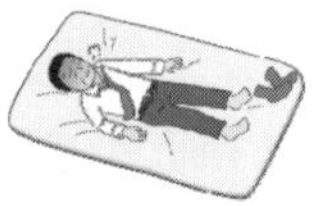

Point!
ネクタイ、ベルトを外し、襟元やウエストも緩めて、患者さんが楽な姿勢で寝かせます。

Caution!
気道の確保のためにタオルや座布団を肩の下に入れます。嘔吐がある場合は、麻痺がある側を上に、横向きに寝かせましょう。

もしものために、一度シミュレーションしてみましょう！

第6章

生活習慣病を予防する食生活

図6−1　血管を強くする食べ物

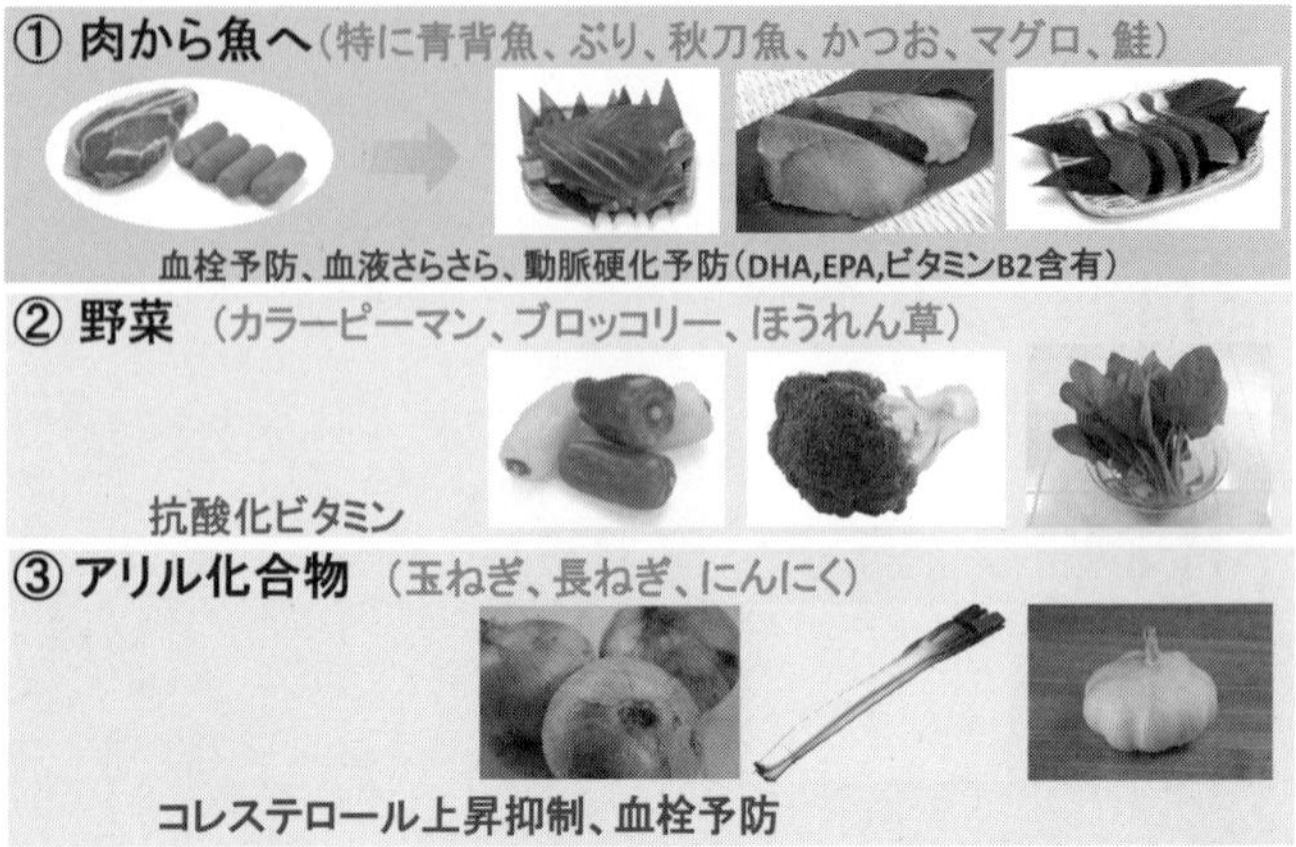
① 肉から魚へ（特に青背魚、ぶり、秋刀魚、かつお、マグロ、鮭）
血栓予防、血液さらさら、動脈硬化予防（DHA,EPA,ビタミンB2含有）
② 野菜（カラーピーマン、ブロッコリー、ほうれん草）
抗酸化ビタミン
③ アリル化合物（玉ねぎ、長ねぎ、にんにく）
コレステロール上昇抑制、血栓予防

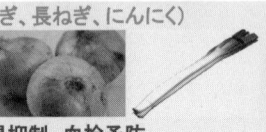

37 血管を強くする食べ物

つぎに、生活習慣病を予防する、すなわち血管を健康に保つための食事をご紹介します（図6−1参照）。第一に、先ほども述べたように肉食から魚食を主体にすることが挙げられます。特に、ぶり、さんま、鰹、いわし、鯖といった背の青い魚には、血液をサラサラにするＤＨＡ（ドコサヘキサエン酸）やＥＰＡ（エイコサペンタエン酸）が豊富に含まれています。また、鮭の紅色は魚介類に特有に存在するアスタキサンチンが含まれており、血管を丈夫にし、動脈硬化を防ぐほか、アルツハイマー病にも良いと言われています。

第二に、野菜です。ここで意識したいのは、特に色が鮮やかで濃い野菜には、抗酸化ビタミンがたくさん入っているので積極的に摂る必要があります。カラーピーマンやモロヘイヤなど、赤色や緑色、黄色といった色とりどりの野菜を食べるよう意識することが大切です。第三に、硫黄化合物（アリル化合物）を含む、玉ねぎ、長ねぎ、にんにくなどをよく食べることです。この硫黄化合物は、コレステロールの上昇を抑制し、あるいは血栓の産生予防に働きます。その他にも、納豆のネバネバに含まれるナットウキナーゼや、蕎麦に含まれるルチンにも、血液をサラサラにする効果がありますのでお勧めです。このように血管や血液の健康に働きかける食材はいろいろ在りますが、どれか一つだけを毎日たくさん食べれば良いということではありません。やはり、バランスよく色々な食材を多品種食べることが何より重要なのです。ぜひ、今日の夕食から試していただきたいと思います。

図6-2　脳卒中の予防

- **食生活**
  1）1日**30品目**以上（食物繊維など）
  2）肉より魚（青背魚）
  3）塩分は**10g/日以下**、砂糖は**50g/日以下**
- **運動**　無理のない程度に有酸素運動
- **休養**　十分な休息と睡眠、リラックス
- **喫煙や飲酒をやめる（控える）**
- **コップ一杯の水**　就寝前、起きた時、運動の後
- **定期健診**

38　脳卒中はこうして予防する！

生活習慣病の中でも脳卒中の予防には何を意識したら良いのでしょうか？　やはり、第一に大切なのは食生活です。特に、塩分の摂りすぎは高血圧につながりますので、控えるべきでしょう。食生活のほかには、適度な有酸素運動を取り入れることをお勧めします。とはいえ、何もジョギングのように激しい運動でなくとも、早歩きのウォーキングくらいで良いのです。そして、十分な休息と睡眠をとるようにし、ストレスや疲れをなるべく溜めないようにしましょう（図6-2参照）。因みに、皆さんは脳卒中が起きやすい一番の曜日

は、いつだと思われますか？　答えは「月曜日」です。月曜日の朝、昨日までは休日でゆっくりできていたのが、「今日から会社に行かなければ行けない」とか、「今週も仕事は辛いなぁ」などと考えてしまいませんか？　そのような精神的なストレスでも、脳の血管はキュッと締まってしまいます。脳梗塞でも同じ現象が見られます。そういう意味では、ストレスを感じないように、仕事に楽しみを感じられる工夫を持つことも、予防に繋がります。前向きに生きていくことが大切です。他には、喫煙、飲酒を控えること、そしてコップ一杯の水を就寝前と起床時に飲むことも良いでしょう。

最後に、自分の生活習慣に問題がないことを確かめるためにも、定期健診を受けることをお勧めします。これは自分自身にとっても不安の種を取り除くことになります。こういった基本的なことの積み重ねがとても大切です。

39 生活習慣病の予防

さて、生活習慣病の予防のために食生活を改善しようとしても、ただそれだけではなかなか改善できない方もいるはずです。こういった健康を意識した食生活は、健康な方であればあるほど常に意識して取り組んでいるように感じます。しかし、大半の方たちは、自身の体調の変化に気づいて初めて、やっと生活習慣を変えようと決心することになります。しかしそれでは遅すぎます。美味しい食事を我慢してカロリー摂取を控えることは、なかなか継続できないものです。しかし、これらがただ単に生活習慣病を防ぐだけに留まらず、もっと魅力的な効果を発揮するとしたら、いかがでしょうか?

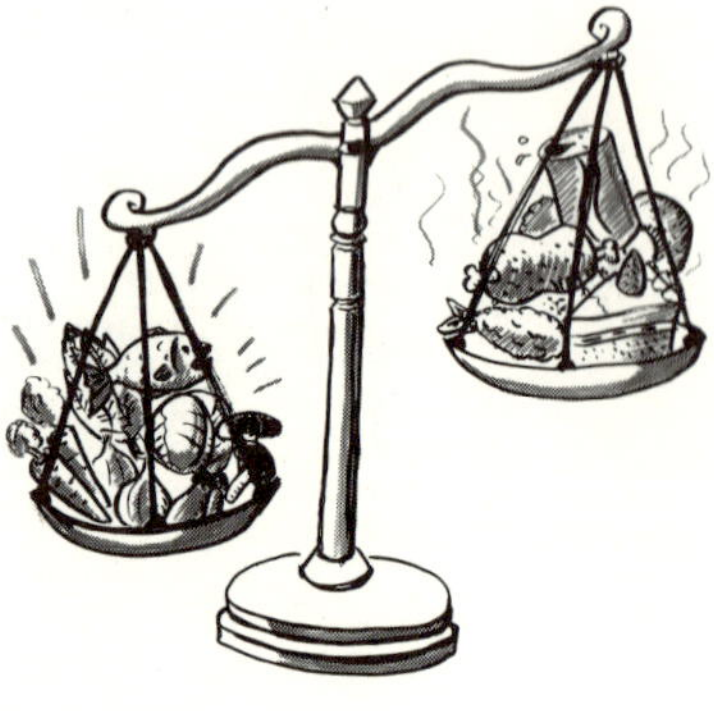

図6-3　現在のアンチエイジング医学仮説

1. 酸化ストレス仮説

酸化ストレスは病気を悪化させる原因。酸化ストレスを軽減することが、病気にならない。

2. カロリス仮説

カロリスとはカロリー・リストリクション(カロリー制限)のこと。栄養の取りすぎはよくない。

出典）日本抗加齢医学会

40　アンチエイジング医学仮説

人は誰しも「長生きをしたい」と考えるものです。もし仮に今、ここに一錠で一〇年間長生きできる薬があったとすれば、あなたは何錠飲みますか？　五錠か、一〇錠でしょうか？　一〇錠飲めば一〇〇年間長生きできます。一〇〇錠飲めば一〇〇〇年。これは少々大げさですね。一〇〇年後まで生きていたら、体の方がついていかないだろうと思います。たとえ体がついていったとしても、現代社会と比べて周りの人々も、技術も世界がまったく変わってしまっているのですから、それもいかがなものでしょうか。私は、二錠もあればいいと思います。一〇年、二〇年元気で長生きできたら、それが丁度良いのです。つまり、病気をしないようにして七〇歳、八〇歳、九〇歳そして一〇〇歳を迎えることが最も理想的だと私は考えます。

ここで、アンチエイジング医学仮説（日本抗加齢医学会）（図6–3参照）というものをご紹介します。一つは酸化ストレス仮説、もう一つはカロリス仮説と言われており、この二つが長生きの鍵を握っているというのです。酸化ストレス仮説は、病気を引き起こす原因となる活性酸素に対し、ビタミン、カロテンが豊富な野菜や果物などの活性酸素を除去するものを食べて、病気にならないようにするという仮説です。一方のカロリス仮説は、カロリー・リストリクション（カロリー制限）仮説であり、食事の摂りすぎによる余分なカロリーを制限しようという仮説です。

図6−4　活性酸素は万病のもと

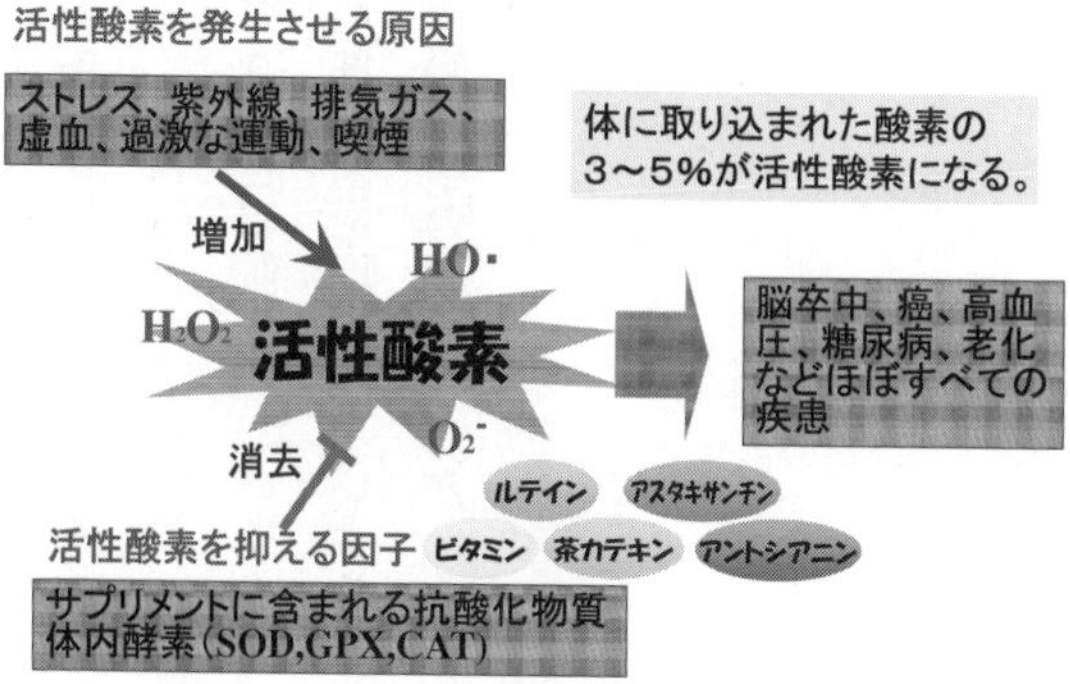

41　酸化ストレス仮説

活性酸素とは、前にも述べましたが、呼吸から取り込む酸素一〇〇%のうちおよそ三%程度が燃えかすとして体に残ってしまったもので、その燃えかすが体にいろいろな悪さをします。過剰な活性酸素が原因となる病気としては、主に生活習慣病（糖尿病、動脈硬化、脳卒中、心筋梗塞、脳梗塞）の他、アレルギー性皮膚炎を代表とするような炎症反応、ストレスによる胃炎や胃潰瘍、さらにはガンやパーキンソン病、アルツハイマー病といった重篤なものも関連しています。また、体内のビタミンCが活性酸素の消去に使われることで失われると、肌を構成するコラーゲンの合成が正常に行えずに、シワやシミなどの原因にもなります。私たちの体内では、この過剰な活性酸素を、食事から摂取する種々の抗酸化作用をもつビタミン類やカロテノイド、カテキンやアントシアニンなどのポリフェノールで消去し、そのバランスを保っています。また、私たちの体内にはもともと活性酸素を除去する働きを担うＳＯＤ（スーパーオキシドディスムターゼ）という酵素があります。ＳＯＤは、若い時は活性酸素を除去するために十分な量が体内に備わっていますが、年を負うごとに減少していきます。ですから、外からより多くの抗酸化成分を摂取して、なるべく活性酸素を増やさないようにしなければなりません（図6－4参照）。先述のラジカットという薬は脳卒中の薬でしたが、その作用機序は活性酸素を除去する作用を持った薬です。実際の病気と活性酸素との結びつきを実証している例だと言えます。

図6−5　正しいダイエットの意味は？

- 元々はギリシャ語

  diaita =『人の生き方』

- 現代英語では食事（餌）

  diet =『規則的な食事』『食習慣』

- 和製英語

  カロリー制限、運動 = **『肥満の予防・改善』**

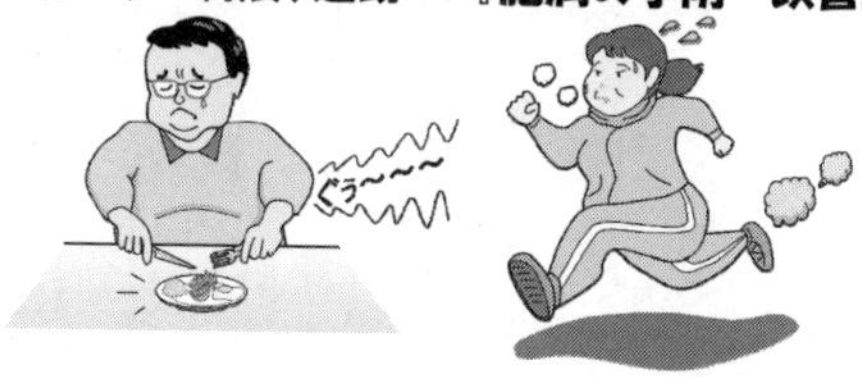

42 レインボーダイエットで抗酸化

「ダイエット」をした経験はありますか？　私はあります。いつもダイエットとの闘いです。そもそも「ダイエット」という言葉が表す意味は何なのでしょうか？　日本では一般的に「ダイエット」を〝痩せる、減量する〟などといった肥満予防の意味で用いていますが、語源はギリシャ語の「diaita（ディアイタ）」〝人の生き方〟です。また英語の「diet」も〝食習慣、食べる〟という意味なのですから、食生活を変えていくという意味で用いるのが本来の使い方です（図6−5参照）。〝ダイエットをする〟と言って体シェイプアップ運動を行うのは、実は間違った使い方だったのです。しかし、既にこの使い方で日本語化してしまっています。では食生活はどの様に変えるのが良いのでしょうか？

ここで意識したいのは「レインボーダイエット」という言葉です。レインボーダイエットという言葉は栄養指導の中で生まれた言葉で、最近耳にする機会が増えてきました。食品には様々な色があります。その色はそれぞれ異なる栄養成分であり、私たちの身体に良いものばかりです。まず、赤色の食品といって最初に思い浮かぶのは、トマトやリンゴ、イチゴやスイカです。これにはリコピン、アントシアニンが含まれています。また紅鮭やエビの赤色色素であるアスタキサンチンも抗酸化力が高いことで知られています。次に橙色はニンジン、カボチャです。これにはカロテノイドであるルテインやβ―カロテンが豊富に含まれています。黄色はパイナップル、レモンなどビタミンCが豊富な食材、またはカレーのルーに含まれるターメリックにはポリフェノールの一種であるクルクミンが含まれます。緑色はホウレンソウやピーマンなどの緑黄色野菜で、ルテインが豊富に含まれています。また緑茶のカテキン、大豆に含まれるイソフラボンといった成分も重要です。藍色と紫色は近い色ですが、ナスや黒大豆、黒ゴマや黒米、そしてブルーベリーやブドウ、赤ワインには、アントシアニンやレスベラトロールといった成分、ゴマにはリグナンが豊富に含まれています。このように、虹の七色で分けた

図6-6　レインボーダイエット

	食品	抗酸化成分
赤	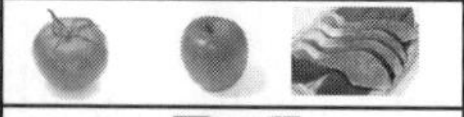	リコピン、アントシアニン アスタキサンチン
橙	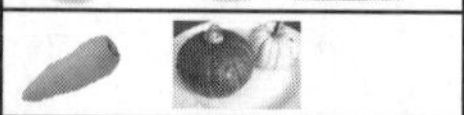	ルテイン、βカロテン
黄	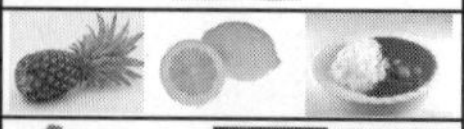	ビタミンC、クルクミン
緑	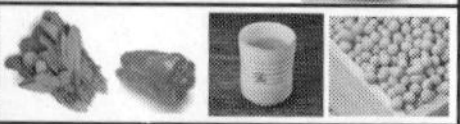	ルテイン、エピガロカテキンガレート、イソフラボン
藍	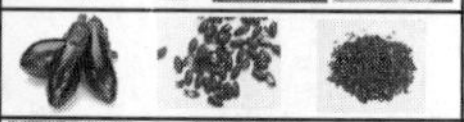	リグナン、アントシアニン
紫	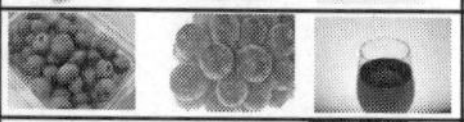	アントシアニン、 レスベラトロール
白	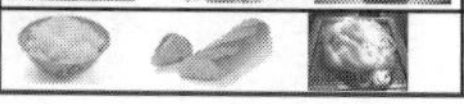	

様々な食品をバランスよく食べるよう意識しましょう、というのがレインボーダイエットなのです（図6-6参照）。しかし、それぞれの色の食材を挙げてみますと、全ての色で野菜や果物が多いことに気付きます。なぜこれほどまでに果物や野菜たちは鮮やかな色を持ち合わせているのでしょうか？　実はこれらの色素成分は、外からの紫外線などの影響から自分自身を守っているからなのです。紫外線というのは私たちが想像している以上に強い刺激を与えるものです。紫外線を体で受けると、その部位に活性酸素が生じてしまいます。また、ガンとの関連も報告されています。それは植物でも同じことなのです。一日中太陽の下に居ながら、それでも生き抜くために彼らは独自の成分を作り出しました。その結果、野菜や果物は生き生きとした鮮度を保つことができ

るのです。私は赤ワインを好んでよく飲みます。ワインの原料であるブドウも、実は白です。しかし果皮にはプロアントシアニン、レスベラトロールといった抗酸化成分が豊富に含まれており、赤ワインにはこの色素が凝縮されています。ですから赤ワインは非常に体に良いのです。赤ワイン消費量の多いフランス人が、高脂肪食が多いにも関わらず心臓疾患にかかる割合が低いという「フレンチ・パラドックス」はあまりに有名ですが、これも全て結論から言えばワインの抗酸化作用が理由なのです。しかし、ワインばかり飲んでいては肝臓に負担がかかってしまいます。そこで、たとえば「朝は赤、橙、黄まで三色の食物を食べて、昼は黄色と緑色の食物を食べる。夜は残りの藍色、紫色を中心に幅広く食べる」というように、一日の中でいろいろな食材を食べることが重要になります。毎日、様々な種類の抗酸化成分を摂取するように努めましょう。痩せるためだけのダイエットではなく、アンチエイジングに繋がるというのがレインボーダイエットなのです。

図６−７　カロリーコントロールは寿命の遺伝子に良い影響を与える！

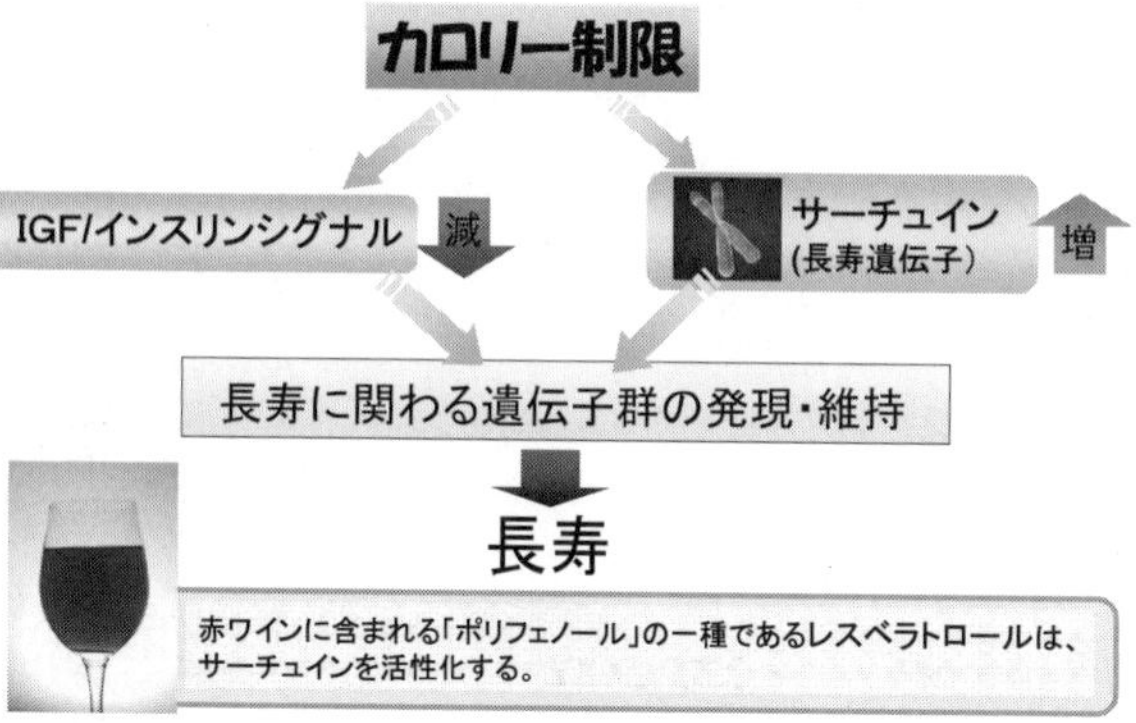

資料）Konrad T., et. al.（2003 : 425, 191−196, 2003.）

43　カロリス仮説とは？

さて、もう一つのアンチエイジング仮説、カロリス仮説について説明します。カロリーリストリクション（カロリー制限）は、カロリーがなるべく低いものを食べる、そしてカロリーを多く摂らないようにするということです。なぜカロリーがアンチエイジングに繋がるのかというと、実は寿命の遺伝子とカロリーが関係しているためです（図６−７参照）。『Nature』や『Science』という、科学の分野で非常に有名な雑誌があります。再生医療の先端技術であるｉＰＳ細胞を始め、世界の一流の研究データが載ることで有名です。そこに掲載された研究報告で、「カロリー制限をするとインスリンシグナルが低下する。だから糖尿病に非常に良い。[1]」「カロリー制限でサーチュインという長寿遺伝子が体内に増える。[2]」という論文が掲載されました。サーチュインとは、我々の身体を構成する細胞内にある、長寿に関わる遺伝子です。カロリー制限をするとサーチュイン遺伝子量が上がってくるということは、長生きできるということなのです。またカロリー制限の他に、赤ワインに含まれるレスベラトロールにも、サーチュイン遺伝子量を上げる作用が認められたという論文も報告されています。

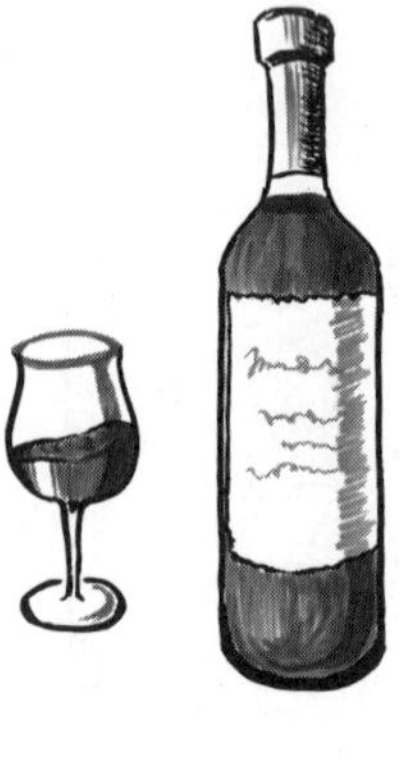

44 カロリー制限で若々しさを！

実際に動物で試験した結果でも、カロリー制限と寿命の関係が報告されています。二〇〇九年の『Science』に載った論文で、カロリー制限をしたサル四〇匹と、カロリー制限をしなかったサル四〇匹で比較しています。制限をしないサルは食事を食べたいだけ食べさせますが、カロリー制限をするサルは通常の食事の三〇%カロリーをカットしました。これを二〇年間続けて、二〇年後に死んだサルの匹数を調べました。その結果、カロリー制限をしなかったサルは半数（五〇%）が死んでしまいましたが、カロリー制限をしたサルは全体の二〇%しか死ななかったのです。死亡原因が加齢と関係のあるサルは、カロリー制限なしが三七%、制限ありが一三%でした。詳細を見ると、カロリー制限なしのサルは、糖尿病やガン、心疾患、または脳の萎縮など、加齢と関係の深い病気に罹る率が高かったのですが、一方でカロリー制限をしたサルは、脳萎縮や筋力低下が少なく、記憶力や問題解決能力が保存されていました。また見た目にもその影響が見られます（図6-8参照）。上の写真の二頭のサルは、左がカロリー制限をした二〇年後のサル、右がカロリー制限をしなかった二〇年後のサルです。カロリー制限をし

図6−8　カロリー制限で寿命が延び、脳の老化も防げる

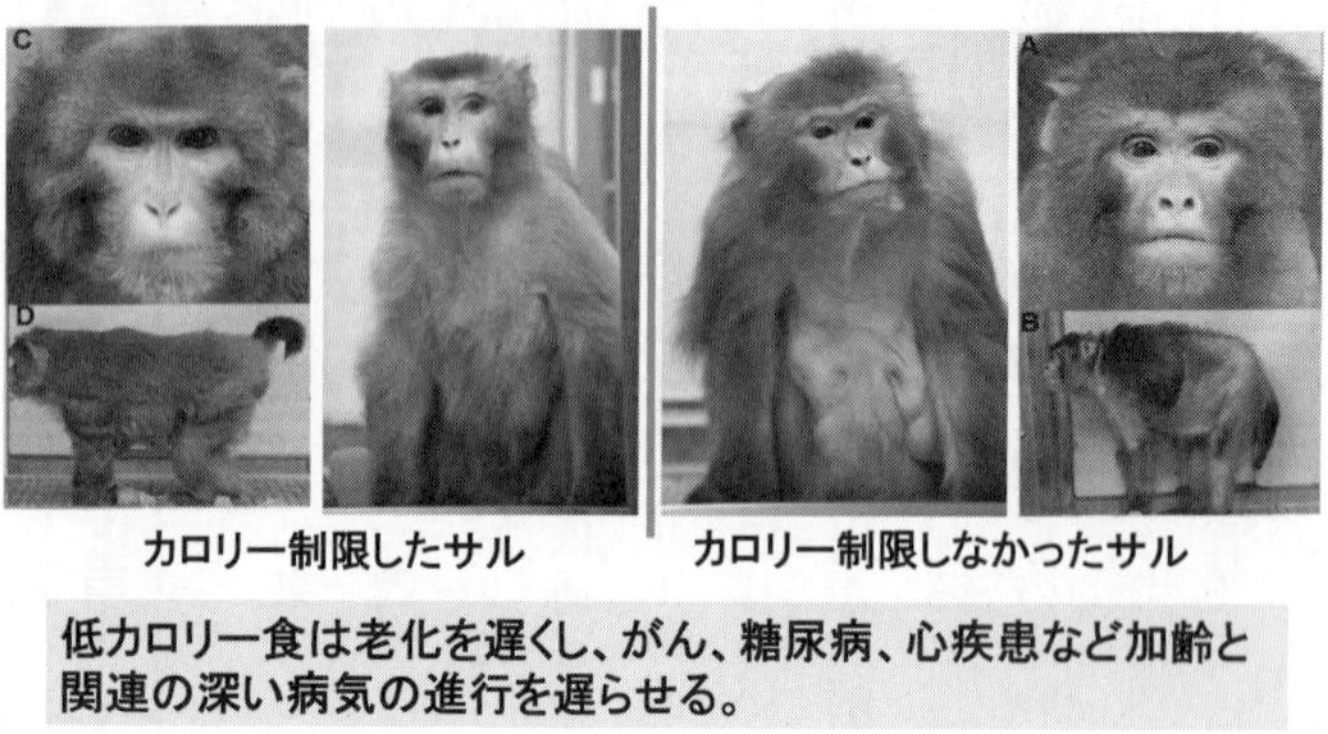
C
D
A
B
カロリー制限したサル
カロリー制限しなかったサル
低カロリー食は老化を遅くし、がん、糖尿病、心疾患など加齢と関連の深い病気の進行を遅らせる。

資料）Ricki J., et. al.（2009 : 201−204. 2009）

なかったサルは見た目にもシワが多く、腰が曲がっています。一方、カロリー制限をしたサルは明らかに若々しさを保っていることが見て取れます。美味しいものを、食べたいだけ食べていては、老化は進むのです。ほんの少しのカロリー制限を毎日心がけるだけで、私たちの一生は格段に健やかなものになる、そう期待させる、サルを用いた初めての試験結果でした。

45　一日二食健康法

食べ過ぎは、長生きのためにはよくないことを先にも述べました。現代の食生活は、昔と比べても想像を絶するくらい豊富に栄養のあるものをいつでもどこでも食することができます。日本は世界で一番食べ残しが多い国と言われています。「もったいない」という言葉は、一体どこに行ってしまったのでしょうか？　一般に、一日三食をきちんと食べないといけないということが言われていますが、本当にそうでしょうか？　私の経験ですが、三食をきちんと食べると、みるみる体重が増えていきます。今は、基本的に昼と夜の一日二食にしています。一日二食でも十分に栄養を保つことはできます。体調もよく、体重も維持されています。私の考えですが、朝ごはんを七時に食べて、昼は一二時、夜は七時から八時ごろとすれば、一二時間のうちに三回も食事をしていることになり、常に満腹状態です。特に朝と昼の間は五時間しかありません。これでは寝ている間以外は体の中には常に食べ物がある状態です。最近非常に興味深い本が出ました。まさに私の健康法をバックアップしてくれる『長生きをしたければ朝食は抜きなさい(3)』という本です。体の様々な不調や病気は、食べ過ぎが原因で起こるもので、とくにその中でも朝食が諸悪の根源であるとするものです。午前中は胃腸にとって排泄の時間なので、食事は取らない方が良いこと、また、食べ過ぎは宿便をため、宿便をためすぎると体内の活性酸素が上昇して、病気になりやすくなることなどが述べられています。これまでの常識を覆すような考え方ですので、いろいろな意見があるとは思います。これらはもちろんその人の体質や体の状況にもよりますので、一概に結論付けることはできませんが、一度体験してみてはいかがでしょうか？

図６-９　過度な食事制限が招く健康の被害！

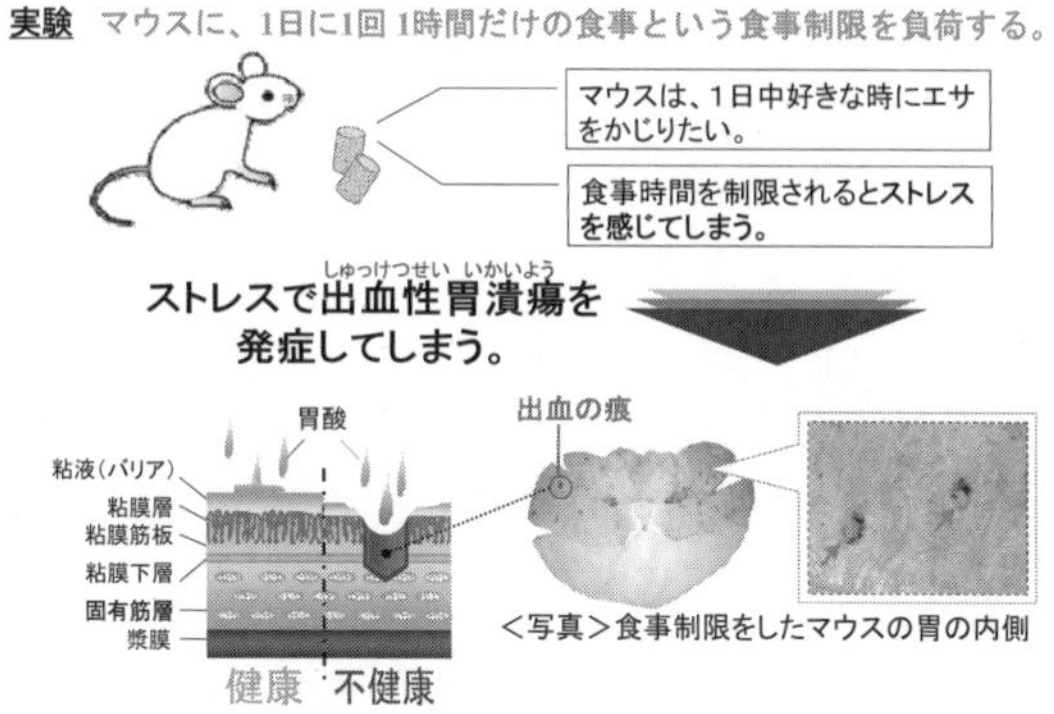

実験　マウスに、1日に1回 1時間だけの食事という食事制限を負荷する。
マウスは、1日中好きな時にエサをかじりたい。
食事時間を制限されるとストレスを感じてしまう。
ストレスで出血性《しゅっけつせい》胃潰瘍《いかいよう》を発症してしまう。
胃酸
粘液（バリア）
粘膜層
粘膜筋板
粘膜下層
固有筋層
漿膜

不健康
出血の痕

＜写真＞食事制限をしたマウスの胃の内側

資料）小川、原ら（2009）

46　無理な食事制限はからだを壊すだけ

私たちは、サルではなくネズミを用いて過度な食事制限を負荷してみました。マウスに餌を与える時間を、一日一時間だけにしました。その結果、マウスは胃潰瘍を発症しました（図6-9参照）。ネズミは毎日ずっと食べているので、急にエサがなくなると大変不安になります。また十分に栄養が摂れないために、彼らはすぐに潰瘍を惹き起してしまいます。そして、当然のことながら食事制限をしたマウスは体重がどんどんと低下していきます。しかし同時に体温までも徐々に低下していきました。体温が下がっていけば、その後は死に至ります。すなわち、カロリー制限は適度な範囲で行わなければ、体温が下がり、免疫力は低下し、ただ単に体を害するだけになってしまいます。カロリー制限は先ほどのサルの例にあったように、あくまで二〇から三〇%というのが一つの目安です。成長期にある幼児や子供のカロリー制限は絶対に慎むべきです。また、自分は痩せたいから絶食三日間といった馬鹿なことは決して行わず、毎日少しずつ節食することを心懸ける。これがやがては習慣化し、正しい生活習慣を持つことに繋がるのです。

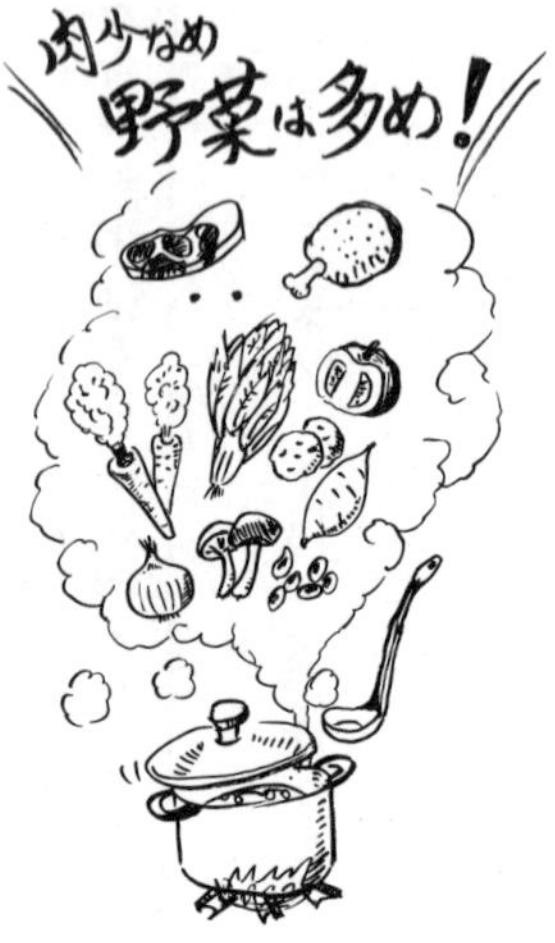

図6-10　運動によって長寿遺伝子サーチュインが活性化する！

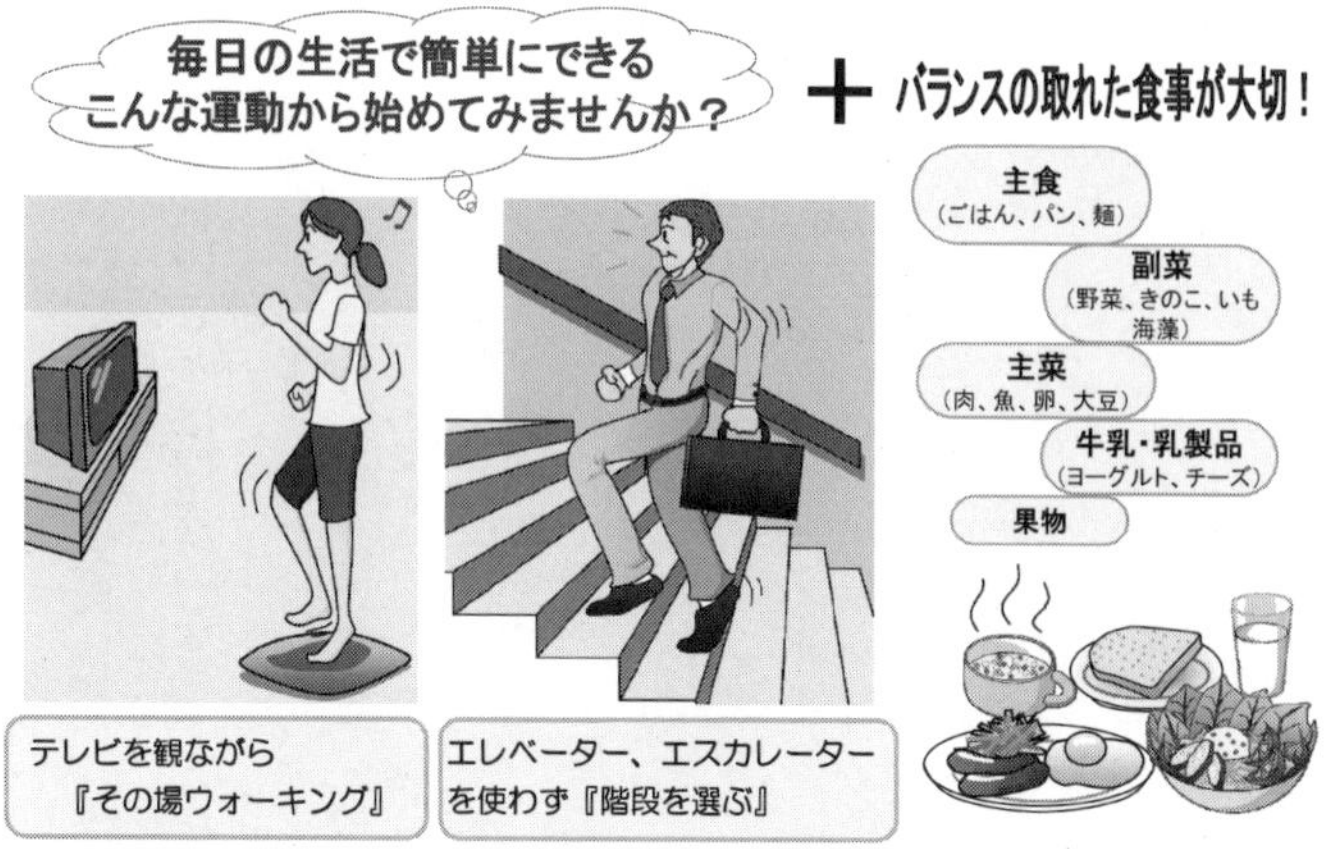
毎日の生活で簡単にできる
こんな運動から始めてみませんか？
＋ バランスの取れた食事が大切！
主食
（ごはん、パン、麺）
副菜
（野菜、きのこ、いも
海藻）
主菜
（肉、魚、卵、大豆）
牛乳・乳製品
（ヨーグルト、チーズ）
果物
テレビを観ながら
『その場ウォーキング』
エレベーター、エスカレーター
を使わず『階段を選ぶ』

資料）Carles Cantó., et. al.（2009 : 458, 1056−1060）

47 適度な運動にも長寿の秘訣

これも『Nature』に二〇〇九年掲載された論文ですが、これによれば、「運動によっても長寿遺伝子のサーチュインが活性化する」ことがわかりました。このように長寿になるためには、運動とカロリー制限の両方が重要なのです（図6-10参照）。以前から言われていることでありましたが、今日このようなかたちで雑誌に報告され始めたのです。すなわち、健康で長生きするためには、運動とカロリーを制限することが大切なキーワードなのです。「脳を鍛えるには運動しかない！[4]」という本があります。この中では、運動させた子どもは成績が上がる、運動すると三五％も脳の神経成長因子が増える、運動することでストレスやうつを抑えられる、運動する人はガンや認知症にかかりにくいということを、多くの臨床成績から得た結論です。このように、適度な運動は、体にとって良いことは間違いなさそうです。

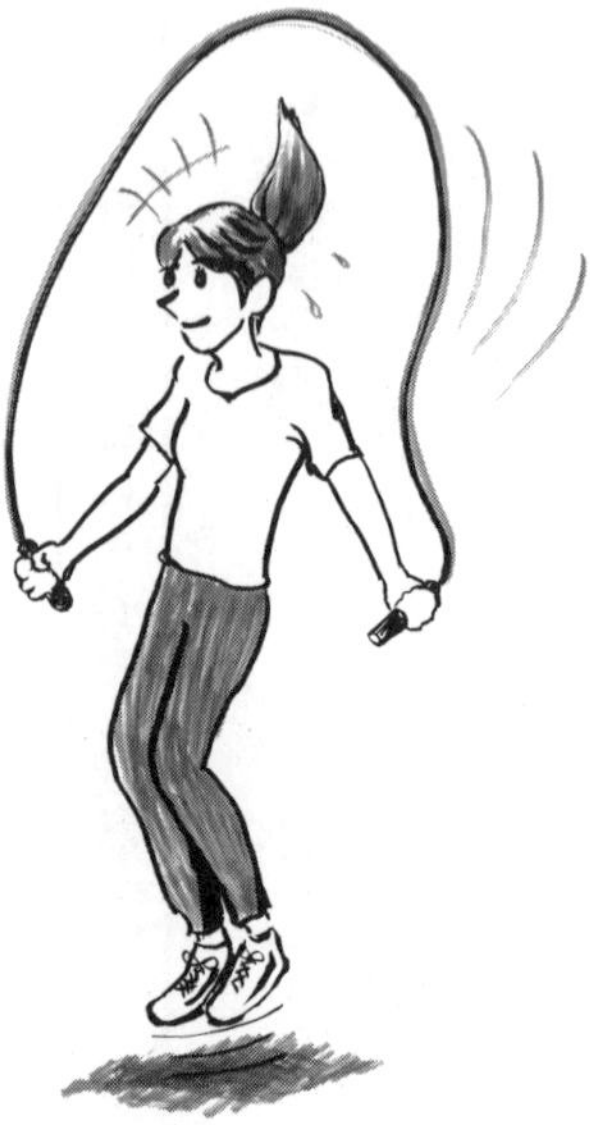

48 サーチュイン遺伝子こそ長寿の鍵

私たちは、このサーチュインという長寿遺伝子を過剰に発現するマウスを作りました。そして、身体にどのような影響が現れるのかを調べました。その結果、サーチュインという長寿遺伝子を体中に発現したマウスは、脳機能に障害が起きてしまったのです。サーチュイン遺伝子というのは、個々の細胞が生まれてから死んでいく細胞周期を伸ばすよう調節する遺伝子で、長生きに繋がります。大体、私たち人間の体細胞の生まれ変わりは、六回しかないといわれています。そして一二〇歳が私たちの寿命の限界と言われていますが、サーチュイン遺伝子を調節すれば寿命を伸ばすことが期待されています。しかし、我々の研究では、若い時から、あるいは生まれた時からサーチュイン遺伝子が過剰に発現していると、脳の記憶障害に繋がることが分かり、論文にまとめました[5]。今後も長寿への期待はサーチュイン遺伝子に寄せられますが、「サーチュインを操作すれば長く生きられる」というような、そんな単純なことではないようです。

（注）

（１）Laura Bordone, Leonard Guarente, 2005, "Calorie restriction, SIRT1 and metabolism: understanding longevity," *Nature Reviews Molecular Cell Biology* 6, 298–305.

（２）・Haim Y. Cohen, et. al., 2004, "Calorie Restriction Promotes Mammalian Cell Survival by Inducing the SIRT1 Deacetylase," *Science* 16 July: Vol. 305 No. 5682 pp. 390–392.

・Gabriela Suchankova, 2009, "Concurrent regulation of AMP-activated protein kinase and SIRT1 in mammalian cells.』（*Biochemical and Biophysical Research Communications*. Vol. 378, Issue 4, pp. 836–841.

（３）東 茂由『長生きをしたければ朝食は抜きなさい』（河出書房新社、二〇〇二年）

（４）ジョンJ・レイティ著『脳を鍛えるには運動しかない！』（日本放送出版協会、二〇〇九年）

（５）Kenichi Kakefuda, Hide Hara,（2009）"Sirtuin 1 overexpression mice show a reference memory deficit, but not neuroprotection," *Biochem Biophys Res Commun*. 2; 387（4）: 784–8.

第6章　体の健康に良い食材
「食品と健康成分」

復習問題！

左に並べた食品と最も関係のある健康成分を右から1つ選び、点と点を線で結びましょう！覚えていますか？ヒントは、「レインボーダイエット」と「血液サラサラ」です。

食品	成分
トマト・スイカ　•	•　ルテイン
ホウレン草・ニンジン　•	•　アスタキサンチン
ブルーベリー・ナス　•	•　クルクミン
豆腐・納豆　•	•　レスベラトロール
カレー粉（ターメリック）　•	•　リコピン
鮭（シャケ）　•	•　イソフラボン
赤ワイン　•	•　アントシアニン
サバ・イワシ　•	•　ルチン
蕎麦（ソバ）　•	•　DHA・EPA
ニンニク・長ネギ　•	•　アリル化合物

第6章　問題の答えと解説

答え

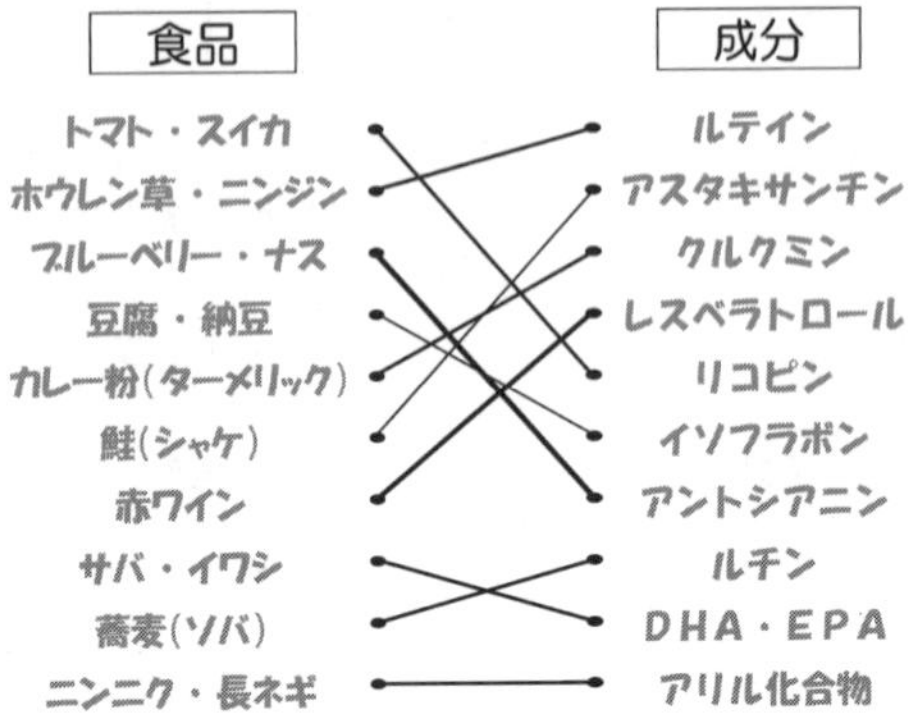

解説

・トマトやスイカの赤い色はカロテノイドの一種、「リコピン」の色です。抗酸化力が高く、血液サラサラに寄与するといわれています。

・ホウレン草やニンジン、ブロッコリーなど緑黄色野菜には、「ルテイン」と呼ばれる黄色いカロテノイド成分が多く含まれます。目の健康維持に良いことで知られています。脂溶性の成分なので、油と一緒に摂ると吸収が良いです。

・ブルーベリーやナス、紫キャベツや紫タマネギなど、植物の紫色の正体は「アントシアニン」成分です。非常に抗酸化力が高い上に、ブルーベリーやナスのアントシアニンは目の健康維持に良いといわれています。

・豆腐や納豆など、大豆加工食品には「大豆イソフラボン」が含まれます。女性の骨粗鬆症や更年期障害の軽減に有効だといわれています。

・カレー粉（ターメリック）やウコンに含まれる黄色い成分が「クルクミン」です。高い抗酸化力と、肝機能強化にはたらきかけるといわれています。

・鮭やいくら、カニ、エビの赤い色素は、カロテノイドの一種「アスタキサンチン」という成分です。加熱すると鮮やかな赤色を発します。マグロやカツオの赤身の赤い色素はこれとは違います。

・赤ワインの原料であるブドウには、「レスベラトロール」が含まれます。非常に抗酸化力が高く、またアンチエイジングが期待できるとして注目されています。

・サバやイワシなど青魚の油には、DHA、EPA が豊富に含まれます。

・蕎麦（ソバ）には「ルチン」が豊富に含まれ、血液サラサラ効果が期待できます。

・ニンニクや長ネギ、タマネギには血液サラサラ成分「アリル化合物」が含まれます。

第7章

目の健康と脳機能

図7-1　目の構造図

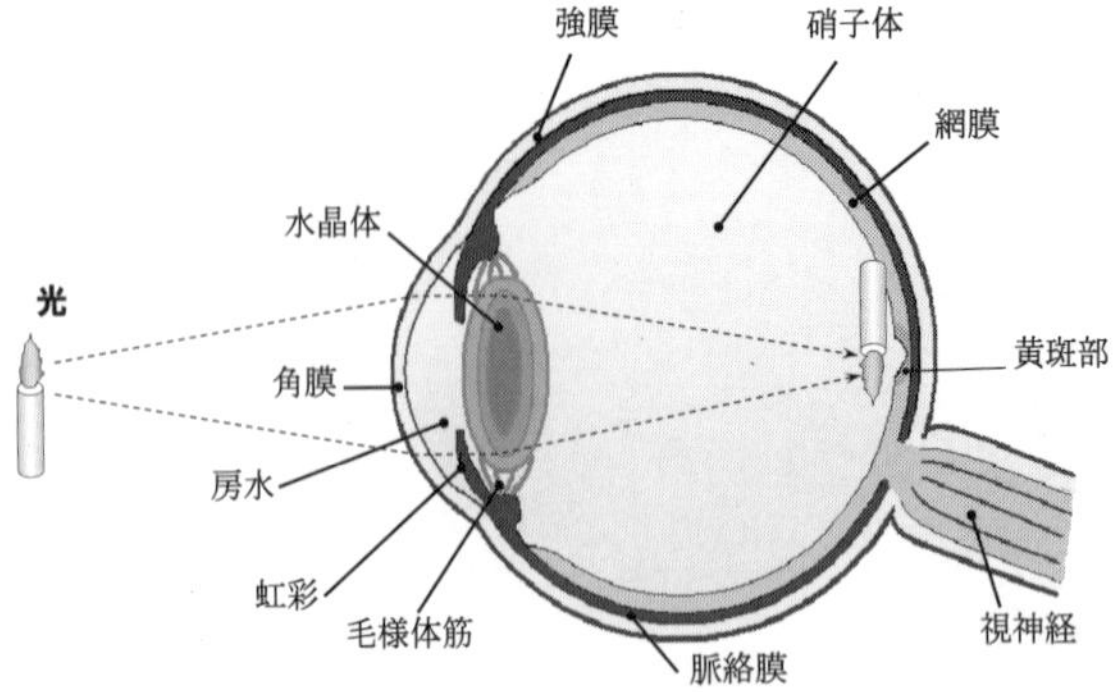

物が発した光は、角膜、水晶体で屈折され、硝子体を通過して網膜に逆向きに投影される。網膜は、光の情報を電気信号に変え、視神経を通じて脳へ伝える。脳は届いた情報を処理し、正しい向きに物が見える。

49 目は脳の一部

私たちは外部情報を目（視覚）や耳（聴覚）、鼻（嗅覚）、口（味覚）、皮膚（触覚）の五感で感じ取り、脳へと伝達し感じ取っています。この内、視覚から得られる外部情報は驚くべきことに全体の八〇〜九〇％を占めていると言われています。従って、視覚が何らかの原因で鈍くなれば、それだけ脳の活動力も弱まってしまうことは容易に想像できます。では、視覚が鈍くなる要因とは、いったい何でしょうか？　たとえば視力が低下する（近視）、近くが見え難くなる（老眼）、あるいはその他色々な目の疾患（白内障、緑内障、糖尿病網膜症、加齢黄斑変性症など）が挙げられます。

ここでは、目の働きが脳に与える影響と、目の健康維持、目に良い食品について紹介します。

はじめに、目の構造について図７−１に示しました。物が発した光は角膜を通じて水晶体で屈折し、網膜で象を結びます。網膜は、光を感受すると情報を電気刺激に変換し、視神経を通じて脳に伝えます。すると、私たちは初めて「ろうそくが見える」と感じることができます。

「目は脳の一部」という言い方をすることがあるのをご存知でしょうか？　網膜と脳を繋ぐ視神経は一二本ありますが、そのうちの一本は脳神経なのです。また網膜に栄養を送っている血管は、実は脳と同一の起源が元になっています。そのため、脳が障害されることで、視覚にもその影響が現れ、視野が欠損するなどの障害を伴うことがあります。

50 目の状態が脳に与える影響

目が脳に与える影響について考えてみましょう。たとえば、目に極度の疲労を感じた時に、それに伴って頭痛を感じることがあります。また、近年の携帯電話や携帯ゲームの普及により、若者（特に子ども）の視る力が弱くなっていることが問題視されています。具体的には視力低下が主な症状として表れますが、他にも動体視力の低下や目そのものを動かす眼筋の筋力低下が原因で、黒板の文字が読み取れない、教科書の文章を読むのが苦手と感じる子どもが増えています。結果として、学力低下を促すのはもちろん、落ち着きの無さ、集中力の欠如といった精神面にまで影響を及ぼすとさえ言われています。こういった中、最近では「ビジョントレーニング」と呼ばれる、視る力を高めるための訓練を専門とする施設も増えています。また、興味深い研究報告として、人がお手玉運動を行うと脳が活発に使われていることが知られています。この要因として、手を使うことで得られる刺激に加え、お手玉を追う目の動きが脳に良い影響を与えている可能性が考えられます。

51 目の健康維持に効果的な食品成分とサプリメント

脳を活発に使うためにはもう一つ、目の健康維持についても考えねばなりません。近年、予防医学の進歩と共に色々な健康食品が日常で見られるようになりました。その中で、目の健康維持に効果的な食品成分を含んだ商品も、薬局やドラッグストアー、またはスーパーや通信販売を通じて簡単に購入できるようになりました。しかしながら、どのような商品や成分が、どう目に良いのか、少なからず疑問を感じたこともあるのではないでしょうか。特に研究が盛んに行われており、目の健康維持に効果が期待できる食品として、ブルーベリー、その成分としてアントシアニンがあります。その他に、カシスのアントシアニンや緑黄色野菜に含まれるルテイン、鮭やカニの甲羅の赤色色素成分アスタキサンチン、クチナシの赤色成分クロセチン、青魚の油の成分であるＤＨＡなども、目に働きかける食品成分として注目されています。

ブルーベリー

ブルーベリーに含まれるアントシアニンが注目されるようになったのは、第二次世界大戦中

図7-2　ビルベリーを原材料とする健康食品

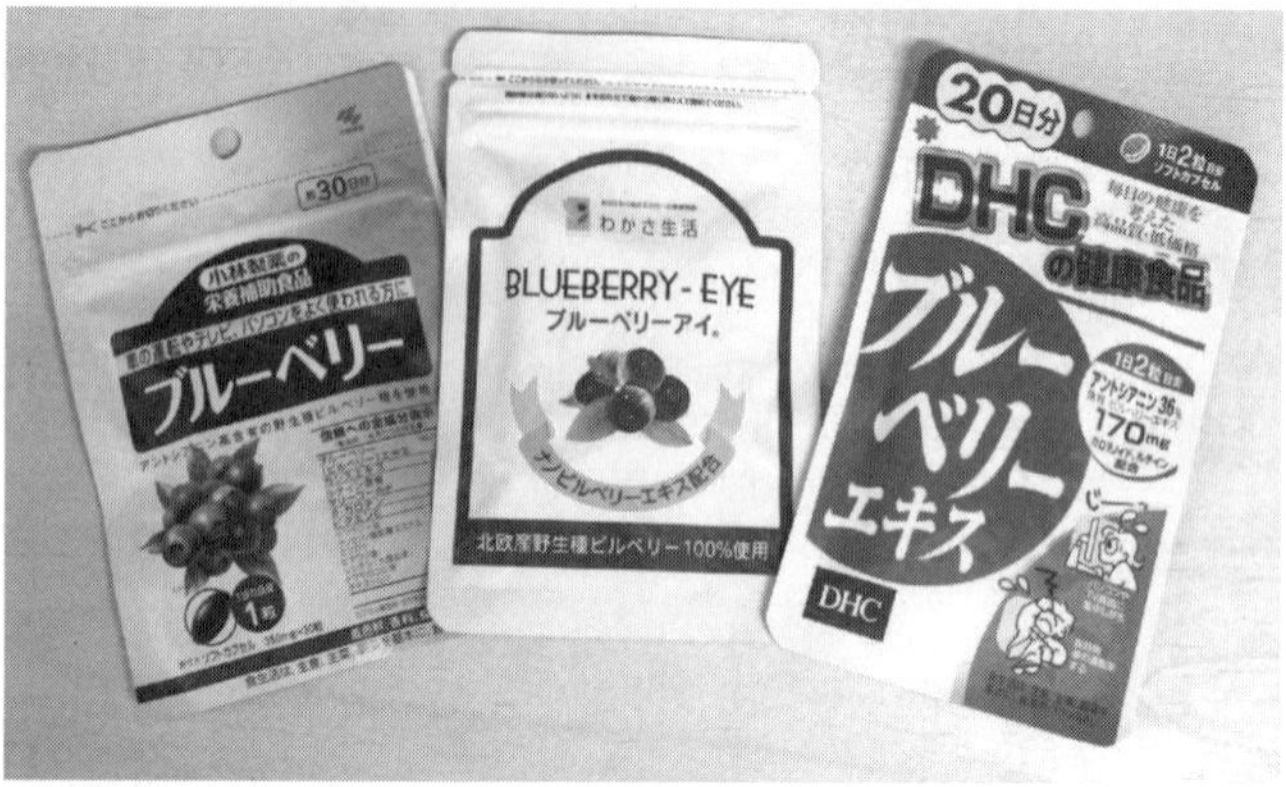

の英国空軍パイロットの実体験が基になっています。そのパイロットはブルーベリージャムを好んで食べていましたが、その結果として夜の飛行機の操縦では薄明かりの中でも物が良く見えたと言います。その話がきっかけとなり、アントシアニンの視覚機能改善作用が広く研究されるようになりました。アントシアニンは主に、眼精疲労を和らげ、夜盲症を改善し、遠視（老眼）や近視に対しても有効であるといわれています。ブルーベリーの中でも北欧の野生種ブルーベリーであるビルベリーは、一般栽培種のブルーベリーの五倍ものアントシアニンを果肉内部に含んでいます。その理由は、ビルベリーの生育地域に関係しています。ビルベリーは主に北ヨーロッパの森林や湖の周辺、または北アメリカの高地や山岳地域などで自生しており、日本では見ることができません。とくに北ヨーロッパ

のビルベリーは、一日中太陽が沈まない夏の白夜に晒されることで、紫外線から自らの実を守るために果肉内部にまで紫色のアントシアニン色素を蓄えます。私も実際にフィンランドにビルベリーの採取に行ってきました。まさに農薬は一切使わず、林の中やきれいな湖の周りに自生するビルベリーは、自然の恵みそのものであることを実感しました。

ビルベリーのアントシアニンの働きについては、その有効性を調べるために行われた動物試験において、白内障の発症予防や糖尿病網膜症の予防が知られています。私たちの研究室では、ラットの網膜神経節細胞を用いた試験を行い、活性酸素に対するビルベリーの抑制作用を見出しました[1]。また、マウスを使った試験では、ビルベリーエキスが網膜障害の原因となる血管新生（異常な血管がつくられてしまう）を抑制することを明らかにしました[2]。現在では多くの健康補助食品メーカーが、ビルベリーを主成分としたサプリメントを販売しています（図7-2）。

また、ビルベリーは古くからヨーロッパ諸国で伝統医薬として用いられてきた歴史がありす。果実は下痢や赤痢、胃腸管の炎症、口腔感染症の治療に、また壊血病と泌尿器系病症の症状緩和にも良いとされています。加えて、毛細血管の保護や血流改善効果、抗腫瘍作用、抗潰瘍作用など、実に様々な効果が報告されており[3]、ヨーロッパの一部の国ではビルベリーエキスは医薬品として承認されています。近年サプリメント業界では、このビルベリーを原料とした眼の健康食品が多岐にわたり販売されており、その市場は年々増加しています。

アントシアニン

アントシアニンはポリフェノールの一種で、植物に含まれる赤色や青紫色の色素成分です。主に、ブルーベリーやラズベリー、紅芋、ナス、紫キャベツ、黒豆、黒米などに多く見られますが、一般的に植物全般に広く分布しており、我々が食する野菜や果実には少なからず含まれています。自然界に存在するアントシアニンの種類は四〇〇種を超えると言われ、色も鮮やかな赤色を呈するもの（イチゴやラズベリーなどの果実）や、逆に青色を呈するもの（スミレやアジサイの花など）など様々です。二〇〇四年にサントリー株式会社が開発に成功した「青いバラ」の青色も実はアントシアニンなのです。本来バラは赤色、橙色のアントシアニンしか作れませんが、そのバラに青色のアントシアニンを作り出す遺伝子を組み込むことで、青色のアントシアニンを花弁に溜め込む青いバラが誕生したのです。

ポリフェノールの一種であるアントシアニンは、非常に高い抗酸化力をもつことが知られています。加えて、アントシアニンを多く含む様々な果実や野菜、穀物や花について、それぞれに特有のアントシアニンが見出され、その有効性が研究されてきました。因みに、レインボーダイエットでも触れましたが、ブドウを原料とする赤ワインにもアントシアニンの一種であるプロアントシアニジンが含まれています。また、北米のクランベリー果実にもプロアントシアニジンが多く含まれ、尿路感染症に対する予防効果があるとして健康食品にも応用されています。

カシス

カシスは日本名「黒すぐり」とも呼ばれる果実です。日本ではリキュールや菓子類でカシスを用いたものが広まり、その名が知られるようになりました。果実は黒色に近い濃い紫色をしており、それは果実に豊富に含まれるアントシアニンの色です。カシスのアントシアニンは特徴的で、ブルーベリーとは異なる種類のアントシアニンがその八〇%を占めています。その効果としては、末梢血管の血流改善作用が最もよく知られていますが、とくに眼に対する機能としては、物を見る際のピント調節を担う毛様体筋と呼ばれる筋肉のコリをほぐすことで、ピント調節がスムーズになることが報告されています[4]。そのため、カシスを摂取することは近視や遠視（老眼）の改善が期待できるとして、カシスは、現在ブルーベリーと並んで眼の健康を謳ったサプリメント商品に配合されることが多い食品です。眼のほかにも、肩こり、冷え性の改善や、顔面の血流を向上させることで目の下のクマを解消するなどの作用もあると言われています。

アスタキサンチン(5)

アスタキサンチンは海産物に含まれるカロテノイド色素の一種で、主にエビやカニの殻、サケやマスの身や鯛の鱗などに含まれる赤橙色の色素成分です。アスタキサンチンは、ビタミンEの約一、〇〇〇倍の抗酸化力を有しています。このアスタキサンチンを作り出すのは海に生息する藻や酵母などの微生物で、彼らは太陽光や紫外線から自分の身を守るために体内でアスタキサンチンを作っています。エビやカニはその微生物を食し、またサケは微生物や甲殻類を食することで同じく体内にアスタキサンチンを蓄積し、自らも有効活用しているわけです。近年、アスタキサンチンは一般食品や健康食品、または化粧品の分野にまで利用の幅が拡大してきています。

アスタキサンチンの目における効果としては、光刺激からの網膜保護、ブドウ膜炎の発症および炎症の予防が報告されています。(6) また、アスタキサンチンの継続摂取により、遠見裸眼視力の改善、ピント調節時間の改善、またVDT（コンピューターのディスプレイなど表示機器）作業者の眼精疲労の自覚症状の改善もみられます。

ルテイン

ルテインは、ホウレンソウ、ブロッコリーなどの緑黄色野菜に多く含まれる黄色の成分です。近年、ルテインの視機能改善作用が注目され、健康食品としての販売も増えています。加齢黄斑変性症の患者で黄斑部のルテインレベルが低値である、あるいは、ルテインを摂取することで加齢黄斑変性症が抑えられるという興味深い結果が報告されています。また、ルテインは目の黄斑部に元々からある成分ですが、水晶体や網膜にも備わっている成分です。日常、太陽の光や紫外線、または室内の蛍光灯やテレビ、携帯電話など、私たちの眼は光や紫外線刺激に晒される機会が非常に多くあります。そのような状況で、ルテインはテレビや蛍光灯から発せられる有害な青色光や、紫外線を特異的に遮光し、光刺激から眼を守ることで白内障など眼の重篤な疾患の予防に繋がることが知られています[7]。

クロセチン

クロセチンは、クチナシの果実やサフランの雌しべに含まれる色素成分です。主にクチナシは東洋において、サフランは西洋において天然の着色料として利用されており、「栗きんとん」や「パエリア」といった料理の色付けに用いられることがよく知られています。眼精疲労を訴える人を対象に行われた最近の研究では、クロセチンを摂取することにより、眼の疲労回復が促進されるとの報告がなされています。クロセチンには、抗酸化作用をはじめとして、眼の血流を改善する作用や眼の炎症を抑える作用に関する研究報告もあり[*8]、これらの機能が複合的に働き、眼精疲労を改善すると考えられています。クロセチンは、他のカロテノイドと比較して体内への吸収が早いといった特徴があります。

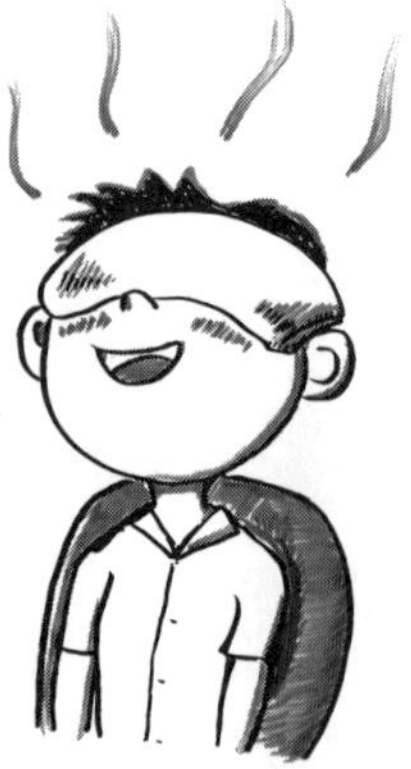

52　おわりに

最後になりますが、良い生活習慣を持つことは、生活習慣病を治す主眼です。良い生活習慣を持つためには、脳すなわち心を健康に保つことが大切です。そのために脳を鍛えることが不可欠です。やらなければならないというネガティブな気持ちになるのではなく、自分はやりたいのだと、歩きたいのだというように自分の心から変えていきます。あるいはそう感じられるものを自分の中に見出していくことが大切です。食生活から変える、運動を取り入れる、それに加えて今回はポジティブ思考で楽しく生活する、ということを覚えていただきたいと思います。

（注）

（1）Matsunaga N., et. al., 2009 “Bilberry and its main constituents have neuroprotective effects against retinal neuronal damage in vitro and in vivo,” *Mol Nutr Food Res.*; 53 (7): 869–77.

（2）Nozomu M., et. al., 2010, “Vaccinium myrtillus (Bilberry) Extracts Reduce Angiogenesis In Vitro and In Vivo,” *Evid Based Complement Alternat Med.*, 7 (1): 47–56.

（3）大庭理一郎、五十嵐喜治、津久井亜紀夫『アントシアニン―食品の色と健康―』（建帛社、二〇〇〇年）

（4） Matsumoto H., et. al., 2005, "Delphinidin-3-rutinoside relaxes the bovine ciliary smooth muscle through activation of ETB receptor and NO/cGMP pathway," (*Exp Eye Res.*; 80（3）: 313–22.

（5） 矢澤一良『アスタキサンチンの科学』（成山堂書店、二〇〇九年）

（6） Kirschfeld, K., 1982, "Carotenoid pigments-their possible role in protecting against photooxidation in eyes and photoreceptor cells.," *Proc. R. Soc. Lond. B*, 216, 71–85.

（7） James M., et. al., 2010, "The Influence of Dietary Lutein and Zeaxanthin on Visual Performance," *Journal of Food Science*.Vol. 75, Issue 1, pp. R24–R29.

（8） Giaccio, M., 2004, "Crocetin from saffron: an active component of an ancient spice," *Crit. ReV. Food Sci. Nutr.*,44, 155–172.

Xuan, B. et al., 1999 "Effects of crocin analogues on ocular blood flow and retinal function," *J. Ocul. Pharmacol. Ther.*, 15, 143–152.

第7章　目を鍛えて脳を活性化
「眼力トレーニング」

上のA～Dを出発して、**指を使わずに線を目で追ってください**。下の①～④はA～Dのどれでしょうか？（なるべく目を動かすよう意識してみてください。）

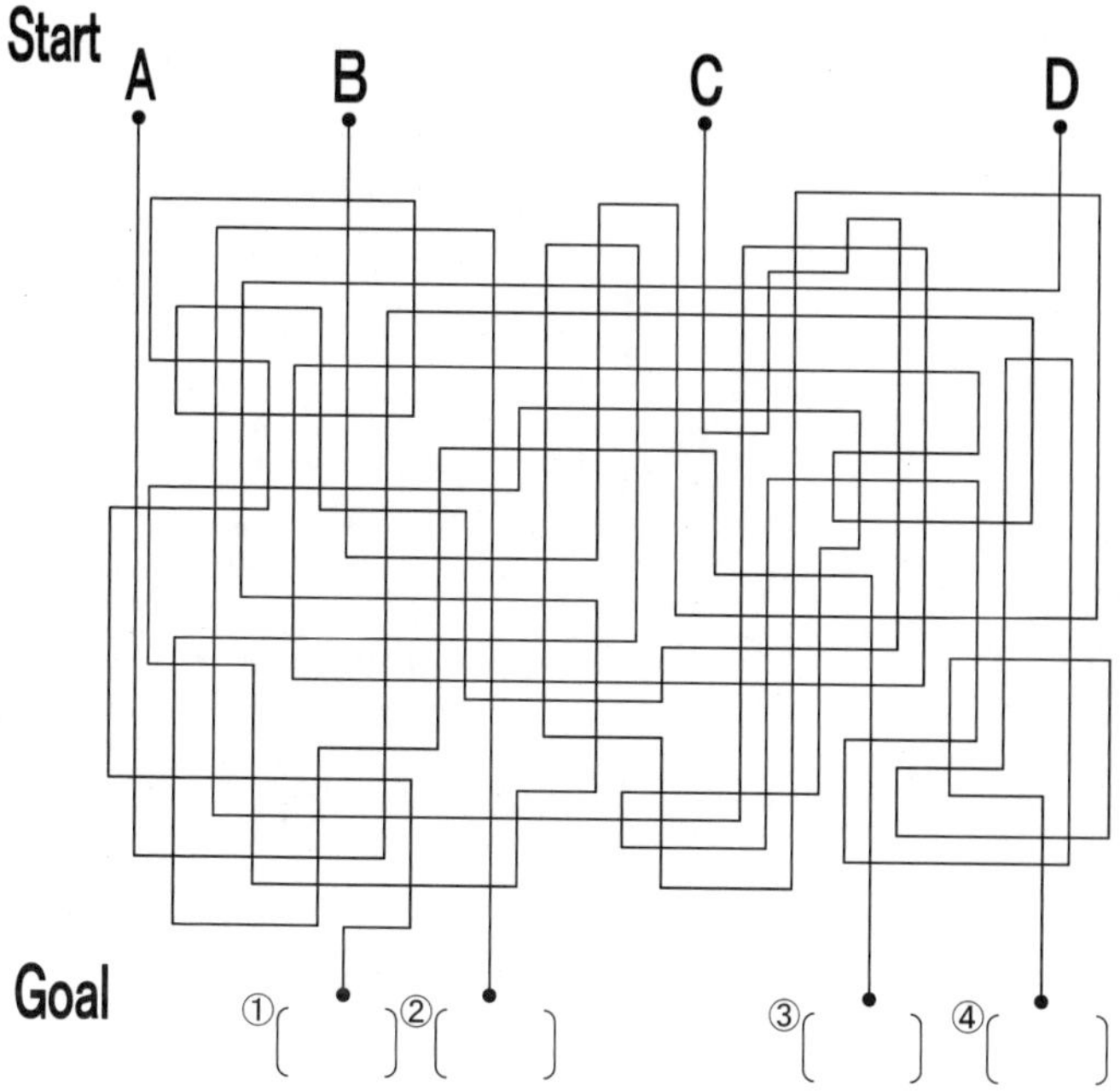

※ 答えは次ページ下

第7章　目を鍛えて脳を活性化

「眼筋を鍛える運動」

下の円の中には、1から45までの数字が入っています。1から順に45まで、眼だけを使ってなるべく速く数字を数えてみてください。（目は紙から20～30 cmほど離した位置に固定して見るようにしてください。2倍の拡大コピーですと、より効果的です。）

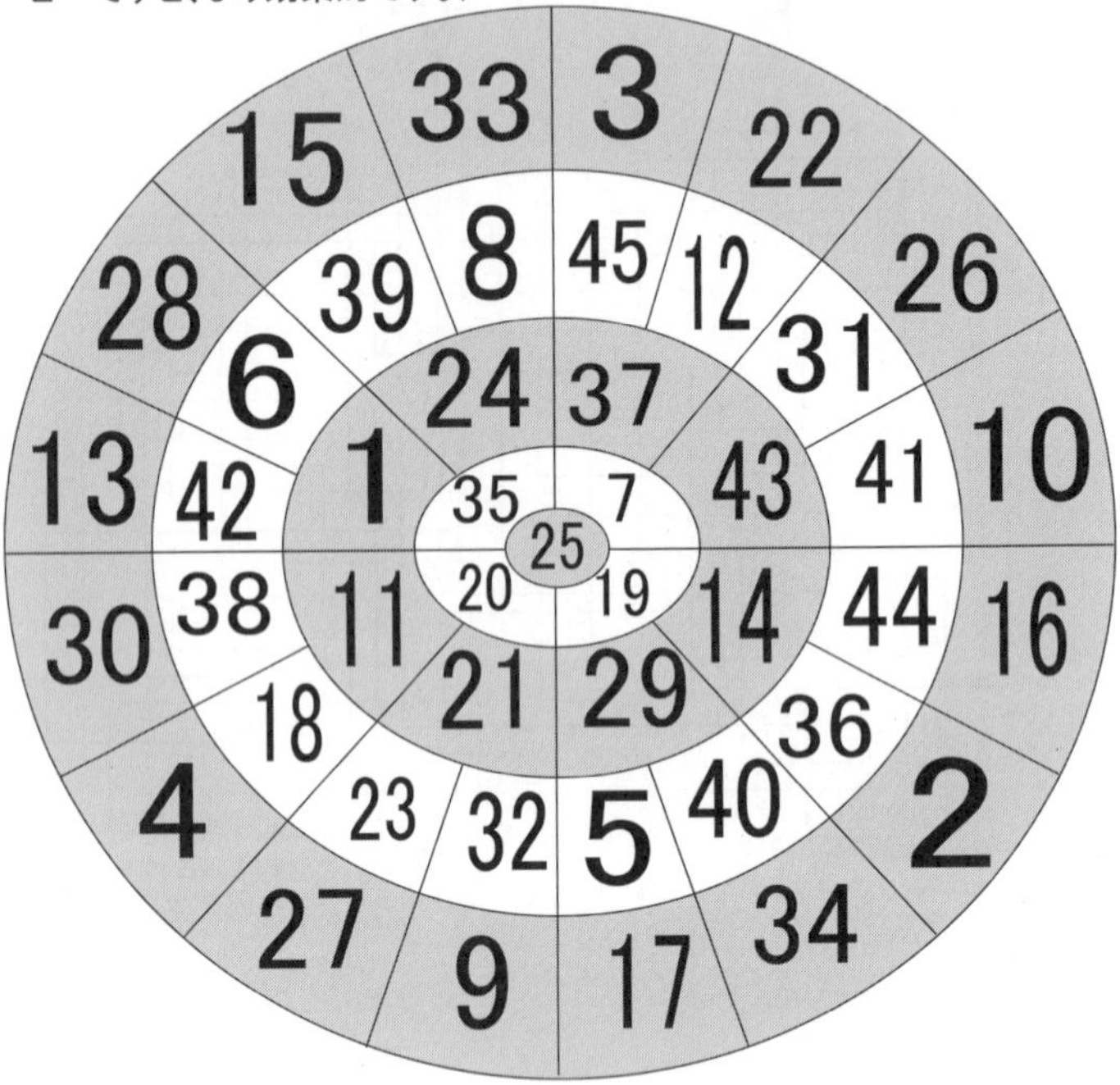

時間

1回目	2回目	3回目

第7章「眼力トレーニング」問題の答え　① C、② A、③ B、④ D

補　体に良い食べ物、成分及びサプリメント

一五〇ページ以降に示す食品、成分やサプリメントは、治療薬ではないので、病気が疑われる時には医師に相談してください。あくまでも健康補助食品としてのものであり、食生活の改善が基本となります。

脳に良い食べ物&サプリメント

1. 脳の機能を高める。——ドコサヘキサエン酸（DHA）
マグロ、サバ、サンマ、ウナギ、イワシ、などの魚類に多く含まれています。DHAとして、サプリメントで販売されています。
2. 記憶力を良くする。——フォスファチジルコリン
鶏卵や納豆、大豆、枝豆、豆腐などの豆類に多く含まれています。
3. 脳の血流を増やす。——イチョウ葉エキス（サプリメント）
これは外国ではアルツハイマー病の薬として販売されています。最近では眼の血流も増やすことから、眼疾患予防にも効果が期待されています。

うつに効果が期待できる食べ物&サプリメント

1. 赤身の肉

うつ病の原因の一つとして、脳内のセロトニンという神経伝達物質が少なくなって起きるとされています。それを補うのが赤身の肉です。

2. 筍（たけのこ）

筍にはチロシンが多く含まれています。チロシンは、やる気、新しいことへの興味などに関する興奮系神経伝達物質のドーパミンやノルアドレナリンの原料となります。チロシンは、大豆、卵の黄身、チーズ、タラコ、シラス干し、落花生などにも含まれています。

3. セントジョーンズワート（サプリメント）

日本では西洋オトギリ草と呼びます。セロトニン、ノルアドレナリン、ドーパミン等のモノアミン神経伝達物質の脳内バランスを保つ効果があります。ドイツではうつ病の治療薬として医師が処方しています。ただし、グレープフルーツジュースと一緒に飲むと効果が減弱しますので要注意です。また、ジゴキシン（強心薬）、シクロスポリン（免疫抑制薬）、テオフィリン（気管支拡張薬）、ワルファリン（抗凝固薬）などの医薬品の効果を減弱する可能性があるので、医師や薬剤師に相談しましょう（厚生労働省ホームページより）。

健康長寿食

1. 日本食

伝統的な日本の食事が健康長寿食であって、日本人が長生きであることの要因のひとつであるといわれています。日本の食事の大きな特徴は、米飯の「主食」、みそ汁やお吸い物の「汁」、魚や肉の「主菜」、野菜を主体とした「副菜」という独特のパターンがあることです。日本人の食事は先進諸国のなかでは炭水化物の量が多く、脂質の量が飛び抜けて少なく、その結果、心臓病にかかる人が非常に少なくなっています。一般的に、総エネルギーのうちたんぱく質が15％、脂質が25％、炭水化物が60％の割合であるのが理想的とされていますが、日本人の食事は、この理想的なバランスになっています（以上は健康長寿ネットのホームページに記載、http://www.tyojyu.or.jp）。

2. カスピ海ヨーグルト

長寿国として、グルジアも有名です。長寿の秘訣のひとつとされるヨーグルト「マッォニ」は、日本では健康食品の「カスピ海ヨーグルト」して知られています。

バランスのとれた食材を腹八分目に食べることが長寿の秘訣ではないでしょうか。また、季節ごとの旬なものを食することも大切です。

美容食材

1．大豆イソフラボン
肌の老化や肥満の予防に期待できます。
2．コラーゲン
美肌効果が期待できます。ゼラチンやにこごりと呼ばれるものです。
3．ローヤルゼリー
ミツバチの咽頭腺から分泌されるもので、多くのビタミン類、ミネラル、アミノ酸が含まれており、高タンパクで様々な栄養素を含んでいる健康食品です。

血圧が高めの人に良い食材成分

以下の成分は血圧を下げる作用が期待できるものです。清涼飲料水、スープ、加工食品などに使われています。

1. GABA（γ-アミノ酪酸）
2. カゼインドデカペプチド
3. かつお節オリゴペプチド
4. ゴマペプチド
5. わかめペプチド

コレステロールが高めの人に良い食材成分

1. キトサン

キトサンはコレステロールの吸収を抑える働きがあります。最近、スナック麺やビスケットなどにキトサン含有の商品が出てきています。

2. 植物ステロール

植物ステロール含有の油は、コレステロールの体内への吸収を抑える働きがあります。これによって血中コレステロールは低下することが期待できます。マーガリン、サラダ油、食用調理油に使われています。

3. 大豆タンパク質

大豆タンパク質には血清コレステロールを低下させる作用があります。大豆タンパク質を使った食材（ハンバーグや総菜）や飲料水があります。

骨の健康が気になる人に良い食材成分

1. 大豆イソフラボン

大豆イソフラボンは、骨のカルシウムの維持に効果が期待できます。色々な種類の飲料水が販売されています。大豆にアレルギーのある方は医師などに相談する必要があります。

2. ビタミンK2

ビタミンK2は、納豆に多く含まれています。カルシウムが骨になるのを助ける作用があります。納豆とワルファリンを一緒に飲むと、ワルファリン（抗凝固薬）の作用が減弱しますので、医師及び薬剤師に相談してください。

3. フラクトオリゴ糖

カルシウムの吸収を促進する作用があります。

血糖値が高めの人に良い食材

1. 難消化性デキストリン
難消化性デキストリンは、糖の吸収を緩やかにする作用があります。食物繊維からなります。ヨーグルト、緑茶、清涼飲料水、加工食品、フリーズドライ味噌汁など様々な食品に含まれています。

2. 小麦アルブミン
小麦アルブミンは、糖質の消化吸収を抑える作用があります。粉末状スープなどに含まれています。

補・参考文献

＊生田哲『食べ物を変えれば脳が変わる』（ＰＨＰ新書、二〇一〇年）
＊丁宗鐵・佐竹元吉『今日のサプリメント』（南山堂、二〇〇六年）
＊清水俊雄・志村二三男・篠塚和正『機能性食品素材便覧』（薬事日報社、二〇〇五年）
＊健康長寿ネットのホームページに記載、http://www.tyojyu.or.jp
＊吉川敏一・辻智子『機能性食品ガイド』（講談社、二〇〇四年）

あとがき

かつて私たちは、出された食事は全て残さず食べなければならない、一粒も残してはいけない、「もったいない」と教えられてきました。もったいない（勿体ない）とは、仏教用語です。しかし、今は食べ物が豊富にありますので、無理に食べなくても良い時代になってきたのです。したがって、できるだけ無駄にしないよう、捨てることのないように、節度をもった食生活をしていただくほうが良いのです。「もったいない」から「もう食べない」に変えていく必要があります。今回、この本で私がお伝えしたかったことは、実は私自身に伝えたかったことです。そして、この本を読んで少しでも皆さんの生活習慣を変えるきっかけになればと思います。

私たちは、生まれた時から年を取り始めます。これがすなわちエイジングです。アンチエイジングは、今流行の言葉ですが、そもそもエイジングを防ぐことはできません。アンチエイジングは所詮無理な話で、エイジングの進行を遅くすることしかできないのです。アンチエイジングに目を向けるのではなく、エイジングを楽しむ、人生を楽しむ「エンジョイ・エイジング」で行きましょう!!

現在、脳の分野は多くの方々から興味を注がれています。私は主に東海地方（岐阜や名古屋）で脳を鍛える講義を定期的に行い、聴講者からは大変ご好評をいただいています。対象は主に四〇から五〇歳以上の方々です。八〇歳代の方もおられます。皆さん元気にご参加頂いています。このように自ら積極的に脳を鍛えようと頑張って講義に来られる方は心配ないのですが、家に閉じこもって外にあまり出たがらない方々は心配です。体が動くうちは、頑張って外に出ることは大切なことです。

この本を作るきっかけになったのは、そのような講義をした最後に、ある方が「先生、今話をされた内容は本にしていないのですか？　あったらほしいな！」この一言でした。この言葉が忘れられなくて、少しでも多くの方の健康に私の経験や知識を役立てていただければと思い、本にすることを考えました。そうこうしているうちに、私の研究室にブルーベリーで有名な「わかさ生活」から研究生できた小川健二郎君と出会いました。小川君はイラストが大変上手で、この本のイラストはすべて彼が作成してくれました。また本を作成する段階では相談に乗ってくれて、多くのよいアイデアも頂きました。また、表紙は、当研究室の岩田由子さんに作成してもらいました。さらに両氏には内容の校閲をして頂きました。心から感謝いたします。

また、学文社の社長田中千津子氏には執筆に際して多大なる協力を頂きました。氏の協力がなければ、本書は陽の目を見なかったといっても過言ではありません。最後に、私を支えてくれたかけがえのない家族に感謝の意を表します。

二〇一一年三月

原　英彰

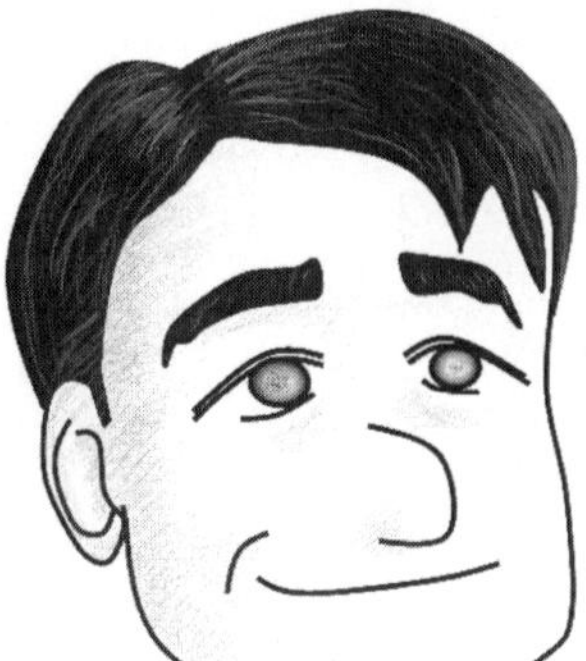

【参考文献】

・厚生労働省『平成21年簡易生命表』（厚生労働省ホームページ：http://www.mhlw.go.jp/toukei/saikin/hw/life/life09/index.html、二〇〇九年）

・総務省統計局『年齢別人口』（総務省統計局ホームページ：http://www.stat.go.jp/data/jinsui/2009np/index.htm、二〇〇九年）

・大本山永平寺 監修『永平寺の精進料理』（学習研究社、二〇〇三年）

・World Health Organization,（2000）*The world health report 2000–Health systems：improving performance,*

・馬杉次郎『仕事は死ぬまで、寿命はあるまで』（交友印刷社、二〇〇五年）

・Ros Clubb, et al., "Compromised Survivorship in Zoo Elephants（2008）," *Science*. Vol.322, No.5908, p.1649

・Kalmijn S., Launer L, J., Ott A, et al.,（1997）"Dietary fat intake and the risk of incident dementia in the Rotterdam Study," *Ann Neurol*. 42：776–82.

・Daniel, F. et al.,（2002）"Mortality Associated With Sleep Duration and Insomnia," *Arch Gen Psychiatry*. 59：131–136.

・大友英一『ぼけになる人、なりにくい人』（栄光出版社、一九九九年）

・Shirai Kokoro, PhD., et al.,（2009）"Perceived Level of Life Enjoyment and Risks of Cardiovascular Disease Incidence and Mortality. The Japan Public Health Center–Based Study," *Circulation*.；120：956–963.

・三浦雄一郎『三浦雄一郎の元気力』（小学館、二〇〇五年）

・マーシー・シャイモフ著、茂木健一郎訳『脳にいいことだけをやりなさい！』（三笠書房社、二〇〇八年）

・芳村思風「生きるとは」（芳村思風　感性論哲学　公式ホームページ、芳村思風・感性論哲学の世界：http://shihoo.p-kit.com/）

・日本抗加齢医学会『アンチエイジング医学』（日本抗加齢医学会ホームページ：http://www.anti-aging.gr.jp/anti/index.phtml）
・Bordone Laura, Guarente Leonard., (2005) "Calorie restriction, SIRT1 and metabolism: understanding longevity," (*Nature Reviews Molecular Cell Biology* 6, 298–305)
・Cohen, Haim Y., et al., (2004) "Calorie Restriction Promotes Mammalian Cell Survival by Inducing the SIRT1 Deacetylase," *Science* 16 July：Vol.305, No.5682 pp.390–392
・Suchankova, Gabriela., (2009) "Concurrent regulation of AMP–activated protein kinase and SIRT1 in mammalian cells," *Biochemical and Biophysical Research Communications*. Vol.378, Issue 4：836–841.
・Konrad T., et al., (2003) "Small molecule activators of sirtuins extend Saccharomyces cerevisiae lifespan," *Nature* 425：191–196.
・Ricki J., et al., (2009) "Caloric Restriction Delays Disease Onset and Mortality in Rhesus Monkeys," *Science*. 201–204.
・東 茂由『長生きをしたければ朝食は抜きなさい』（河出書房新社、二〇〇二年）
・Cantó, Carles., et al., (2009) "AMPK regulates energy expenditure by modulating NAD+metabolism and SIRT1 activity," *Nature* 458：1056–1060.
・ジョン J. レイティ著『脳を鍛えるには運動しかない！』（日本放送出版協会、二〇〇九年）
・Kakefuda, Kenichi, Hara, Hide., (2009) "Sirtuin 1 overexpression mice show a reference memory deficit, but not neuroprotection," *Biochem Biophys Res Commun*. 2 387 (4)：784–8.
・Matsunaga N., et al., (2009) "Bilberry and its main constituents have neuroprotective effects against retinal neuronal damage in vitro and in vivo," *Mol Nutr Food Res*. 53 (7)：869–77.
・Nozomu, M., et al., (2010) "Vaccinium myrtillus (Bilberry) Extracts Reduce Angiogenesis In Vitro and In

Vivo," *Evid Based Complement Alternat Med.* 7（1）: 47–56.

・大庭理一郎、五十嵐喜治、津久井亜紀夫『アントシアニン ―食品の色と健康―』（建帛社、二〇〇〇年）

・Matsumoto, H., et al.,（2005）"Delphinidin-3-rutinoside relaxes the bovine ciliary smooth muscle through activation of ETB receptor and NO/cGMP pathway," *Exp Eye Res.* 80（3）: 313–22.

・矢澤一良『アスタキサンチンの科学』（成山堂書店、二〇〇九年）

・Kirschfeld, K.,（1982）"Carotenoid pigments–their possible role in protecting against photooxidation in eyes and photoreceptor cells," *Proc. R. Soc. Lond. B*, 216 : 71–85.

・James, M., et al.,（2010）"The Influence of Dietary Lutein and Zeaxanthin on Visual Performance," *Journal of Food Science.*Vol. 75, Issue 1,: R24–R29.

・Giaccio, M.,（2004）"Crocetin from saffron: an active component of an ancient spice," *Crit. ReV. Food Sci. Nutr.*, 44 : 155–172.

・Xuan, B. et al.,（1999）"Effects of crocin analogues on ocular blood flow and retinal function," *J. Ocul. Pharmacol.* Ther. 15 : 143–152.

著者紹介

原《はら》　英彰《ひであき》

一九五八年　福岡県生まれ

岐阜薬科大学卒　薬学博士　薬剤師

　大学卒業後、製薬企業の研究所で抗片頭痛薬、脳卒中治療薬、抗緑内障薬などの新薬の研究開発に従事

東北大学医学部神経内科、ハーバード大学医学部に留学

現　在　岐阜薬科大学薬効解析学教授

　専門は幅広く、脳や眼の病気の解明とその治療薬の研究、健康食品の研究などを行っている。

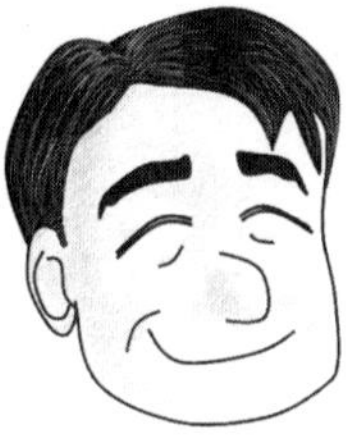

前向き脳でエンジョイ・エイジング！

長生きの秘訣は脳の健康から

二〇一一年八月一〇日　第一版第一刷発行

著　者　原　英彰　　●検印省略

表　紙　岩田由子

イラスト　小川健二郎

発行所　株式会社　学文社

発行者　田中千津子

郵便番号　一五三-〇〇六四

東京都目黒区下目黒三―六―一

電　話　〇三(三七一五)一五〇一(代)

http://www.gakubunsha.com

振　替　〇〇一三〇-九-九八八四二

乱丁・落丁の場合は本社でお取替します。

定価はカバー・売上カードに表示。

印刷・シナノ印刷㈱

ISBN978-4-7620-2167-1